感《かん》染《せん》爆《ばく》発《はつ》

見えざる敵《てき》=ウイルスに挑《いど》む

デイビッド・ゲッツ 著　西村秀一 訳

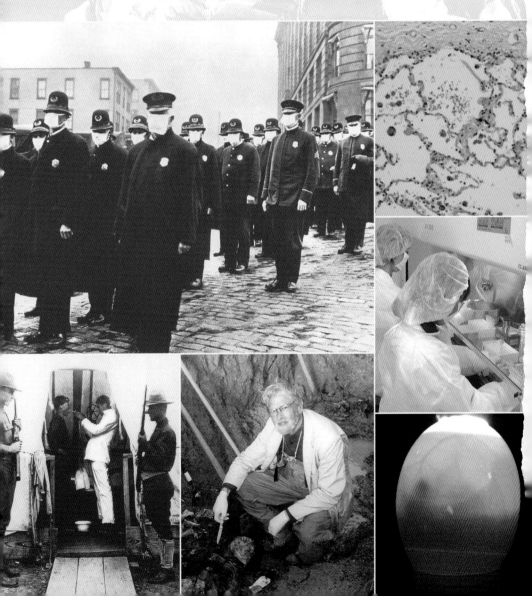

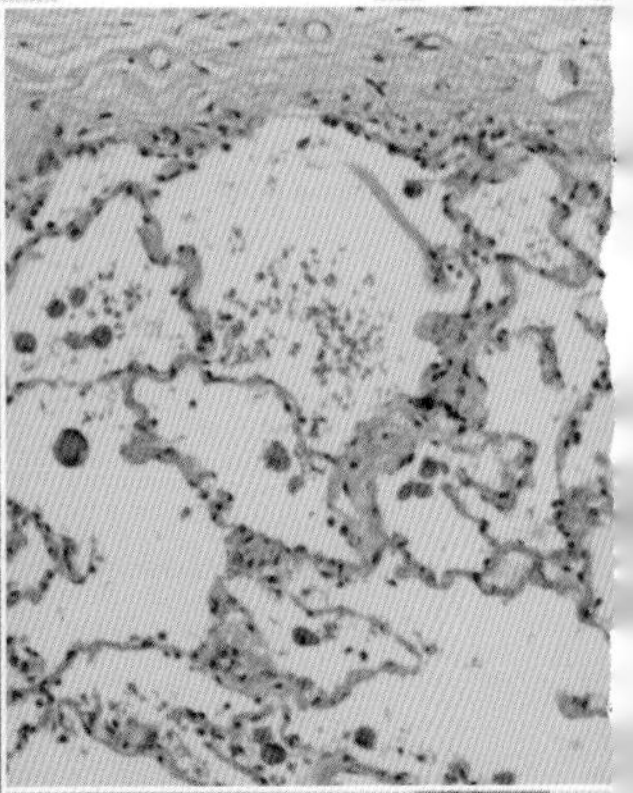

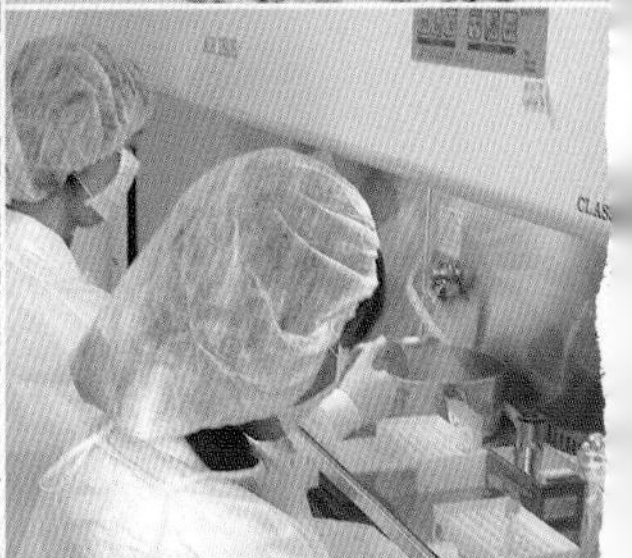

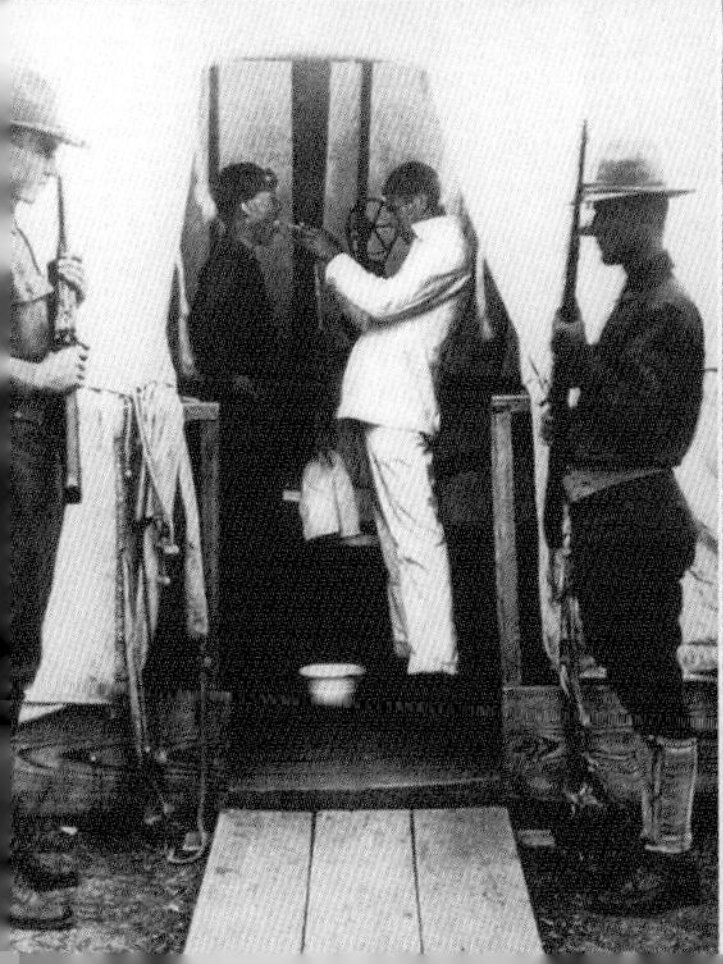

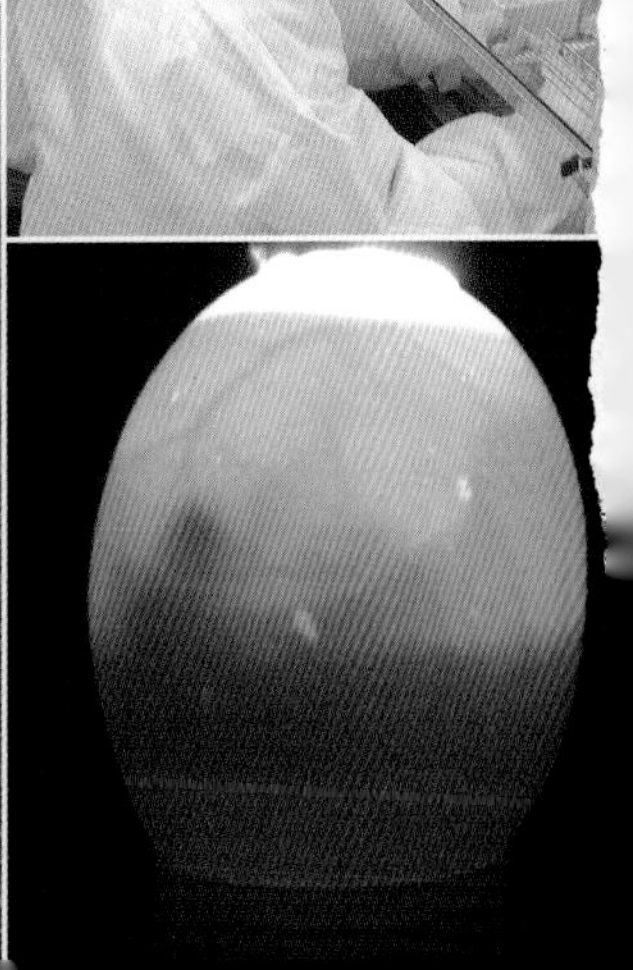

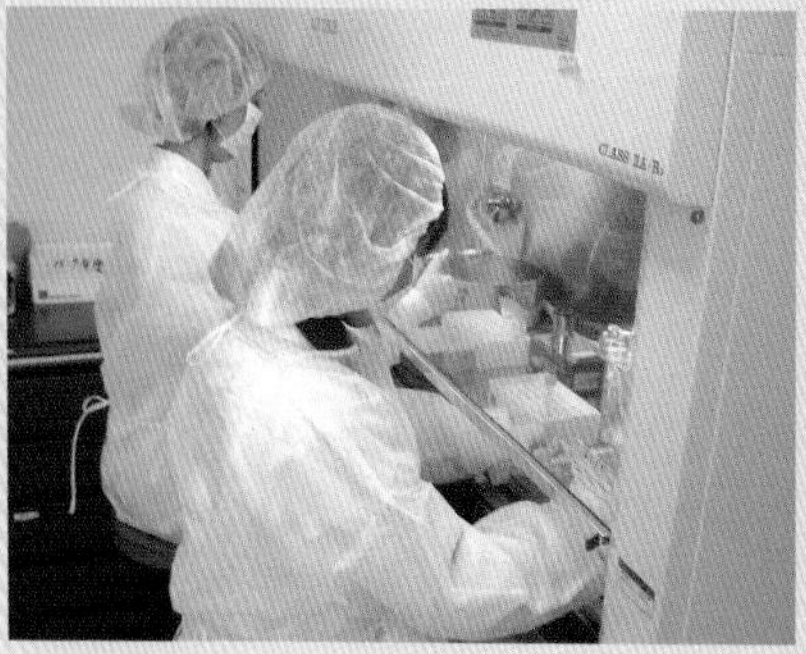

【上】患者《かんじゃ》さんから採取《さいしゅ》した臨床検体《りんしょうけんたい》からウイルスを分離《ぶんり》する作業。分離《ぶんり》には数日かかります。【右】分離《ぶんり》した小さなウイルスを見るためには、このような大がかりな電子顕微鏡《けんびきょう》が必要です。

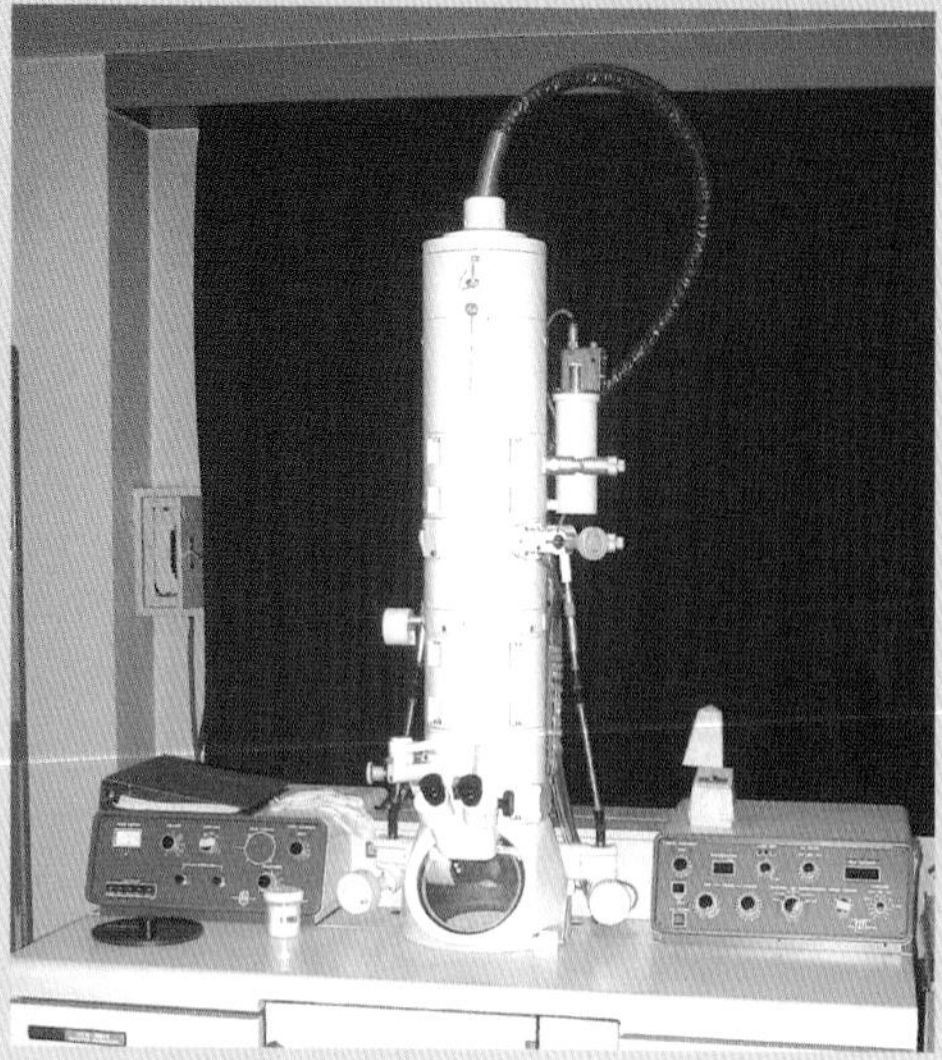

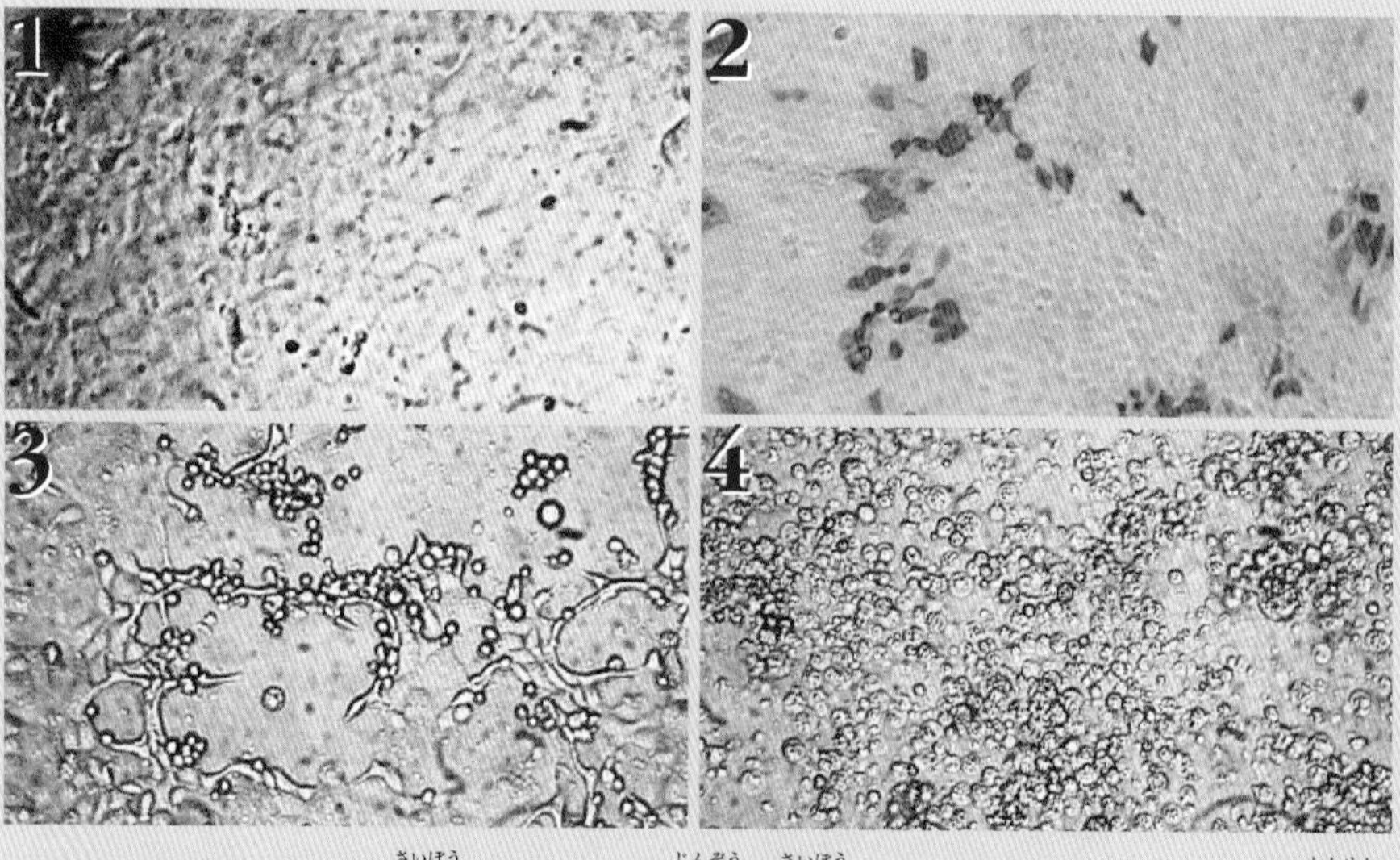

試験管内で育てたMDCK細胞《さいぼう》というイヌの腎臓《じんぞう》の細胞《さいぼう》にインフルエンザウイルスを感染《かんせん》させ、時間を追って観察したようす。
1 感染前《かんせんまえ》　**2** 感染後《かんせんご》18時間めに免疫組織染色法《めんえきそしきせんしょくほう》という特殊《とくしゅ》な染色法《せんしょくほう》で染《そ》めた写真。石《いし》垣《がき》のように見える中の、1個《こ》の石に相当するのが1個《こ》の細胞《さいぼう》です。赤い色に強く染《そ》まっているのが感染《かんせん》した細胞《さいぼう》、染《そ》まっていないのがまだ感染《かんせん》していないか、感染《かんせん》して間《ま》もない状態《じょうたい》の細胞《さいぼう》です。**3** 感染後《かんせんご》24〜36時間後…最初に感染《かんせん》した細胞《さいぼう》が死に近づき、丸くなり始めています。**4** 感染後《かんせんご》48時間後…細胞《さいぼう》がつぎつぎに感染《かんせん》した結果、ほとんどの細胞《さいぼう》が死んで丸くなり、なかには顆粒《かりゅう》のようなものが見えています。

写真提供：国立病院機構仙台医療センター臨床研究部ウイルスセンター

サンプルのスライスの作成手順

1

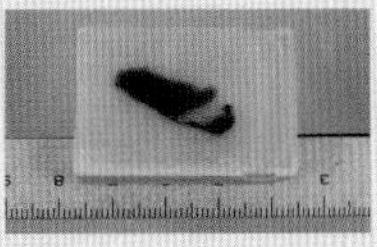

2

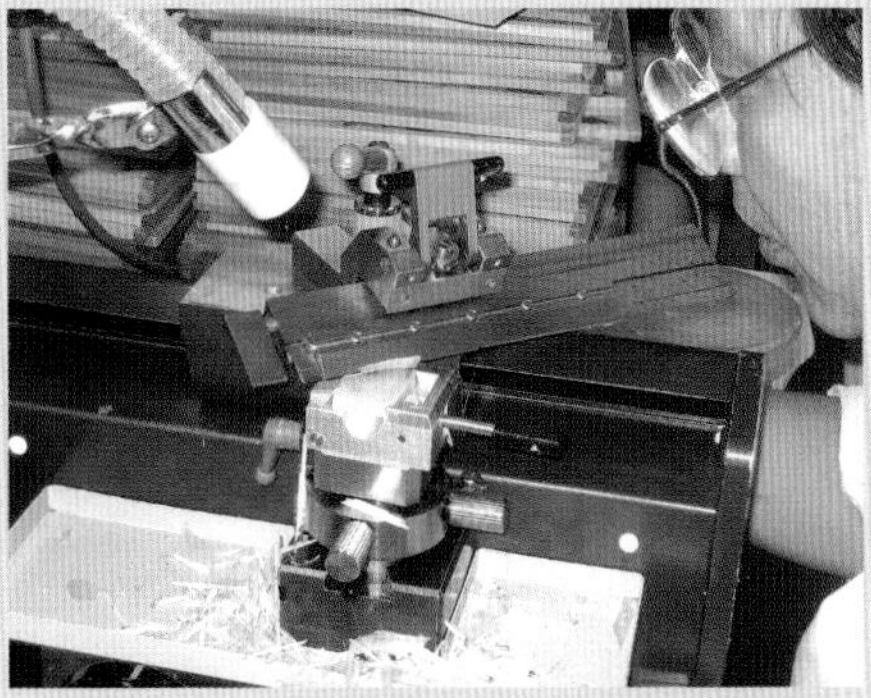

1 肺組織《はいそしき》の一部が薬品で処理《しょり》され（固定）、パラフィン（ロウのようなもの）のなかに埋《う》められます（包埋《ほうまい》）。**2** パラフィンのかたまりといっしょに組織《そしき》がうすく切りだされます。

3

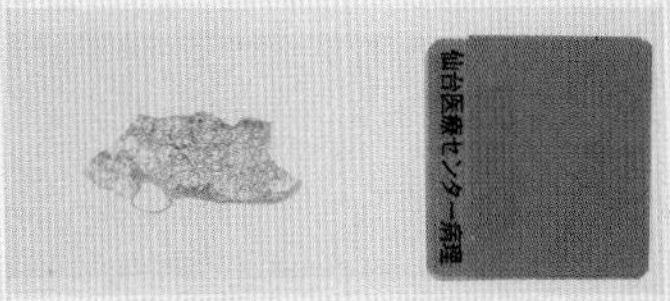

4

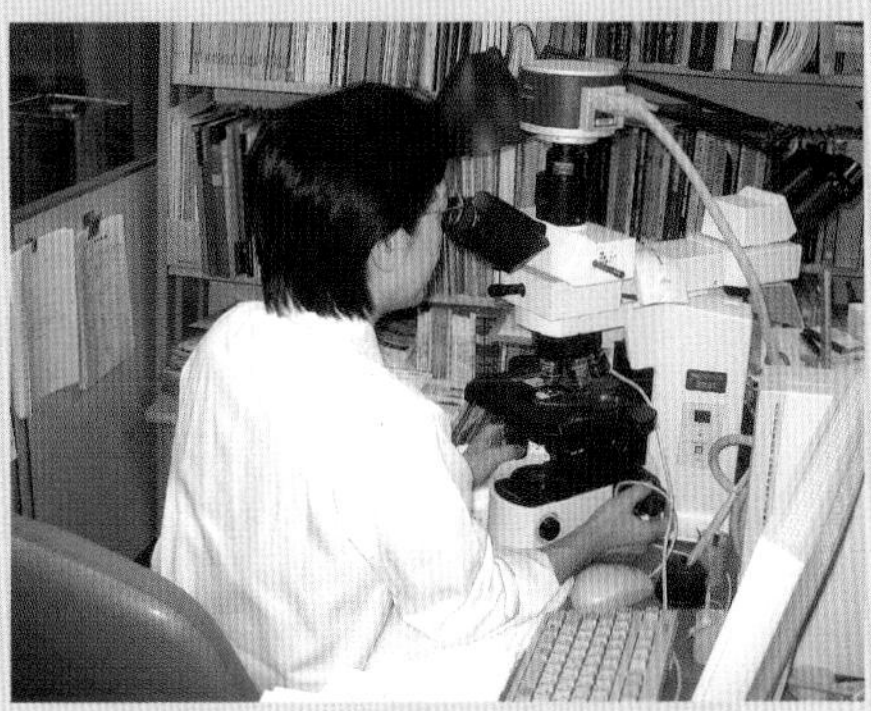

3 切りだされた組織《そしき》のスライス1枚《まい》1枚《まい》が、ガラスのスライドの上にのせられ、特殊《とくしゅ》な染色《せんしょく》がほどこされます。**4** そのスライドを病理学者が顕微鏡《けんびきょう》で観察し、病気の原因《げんいん》や進行のようすを判定《はんてい》します。

5 **A**

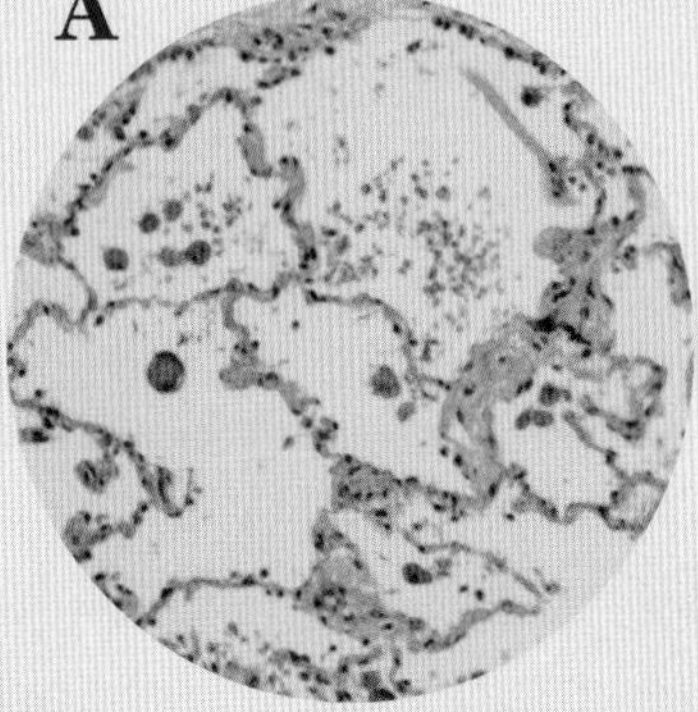

B

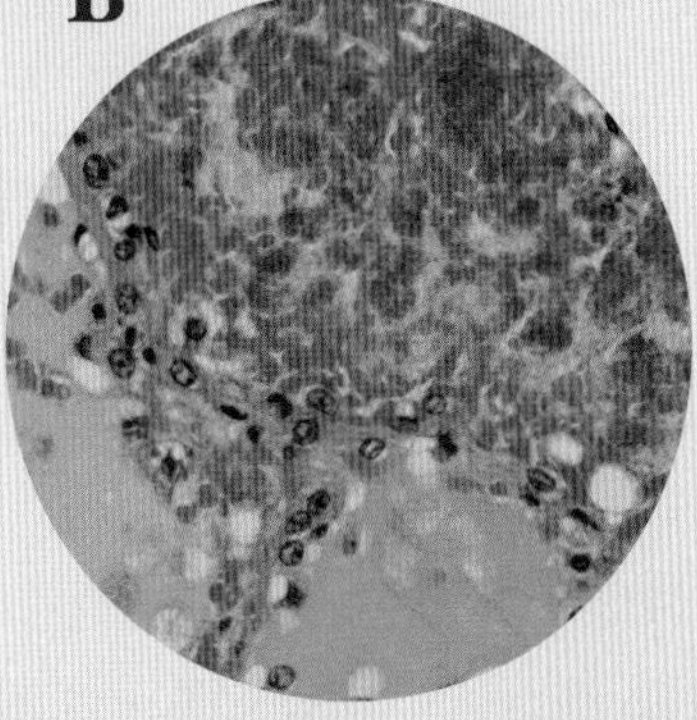

5 顕微鏡《けんびきょう》をのぞくと、たとえは、**A**、**B**のような像《ぞう》が見えます。**A**は、ほぼ正常《せいじょう》に近い肺《はい》組織《そしき》のようすです。白く見えるのは、肺胞《はいほう》が空気でふくらんでいるようすです。**B**では、そこにピンク色に染《そ》まる物質《ぶっしつ》がつまっており、また赤く染《そ》まっている赤血球（肺胞内《はいほうない》への出血のようす）や青紫《あおむらさき》に染《そ》まっている細菌《さいきん》のかたまりも見られます。**4**の顕微鏡《けんびきょう》ではウイルスを見ることはできません。

写真提供：国立病院機構仙台医療センター臨床検査科病理検査室

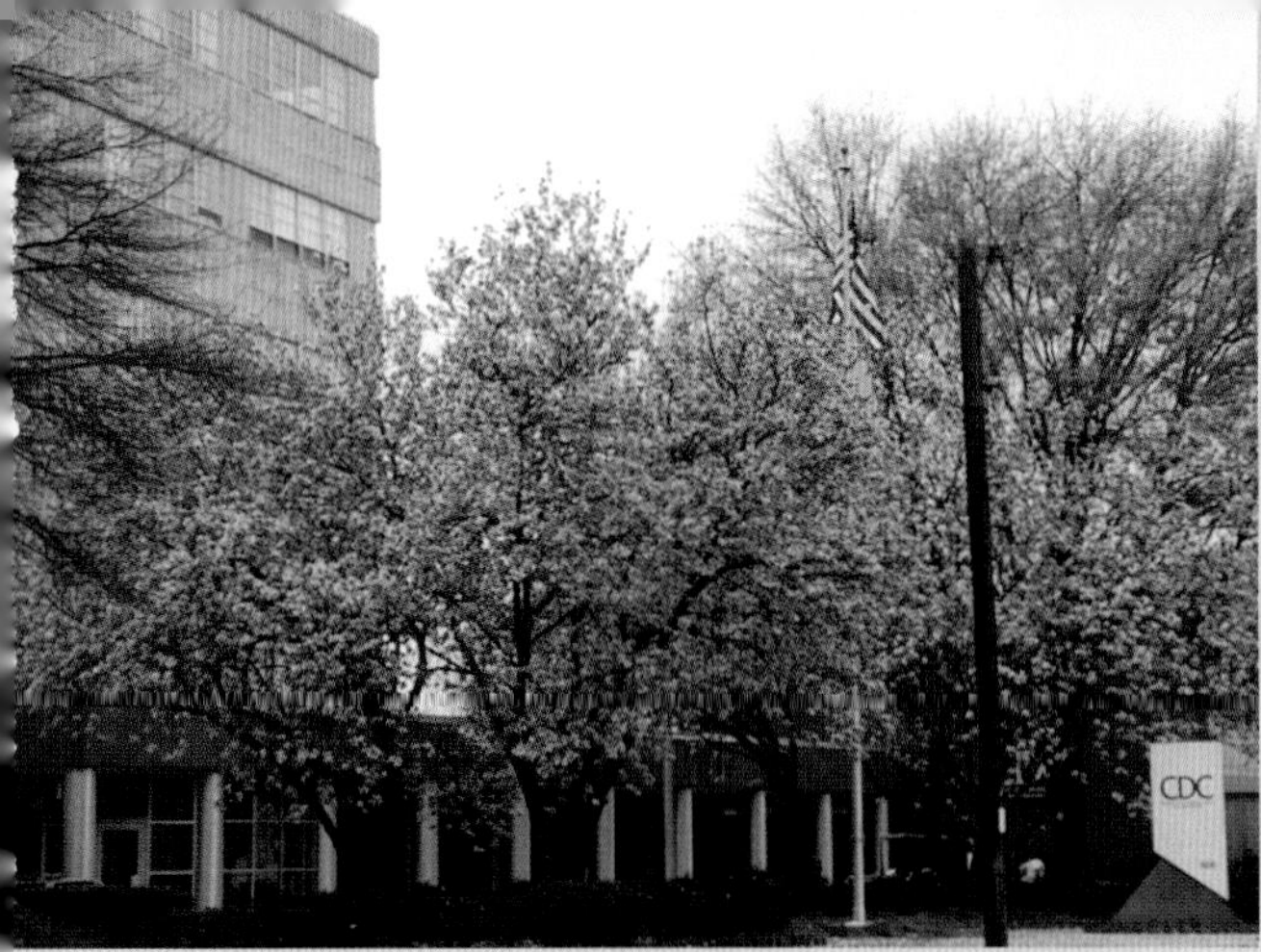

CDC正面玄関《げんかん》に立つ
健康の女神《めがみ》ハイジアの像《ぞう》。

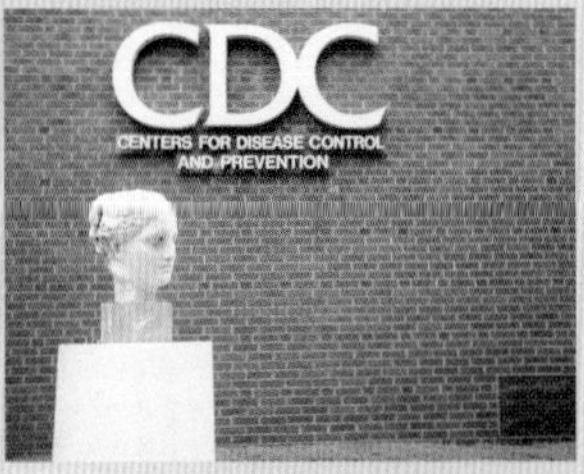

CDC（アメリカ疾病対策《しっぺいたいさく》センター）
の正面入口。

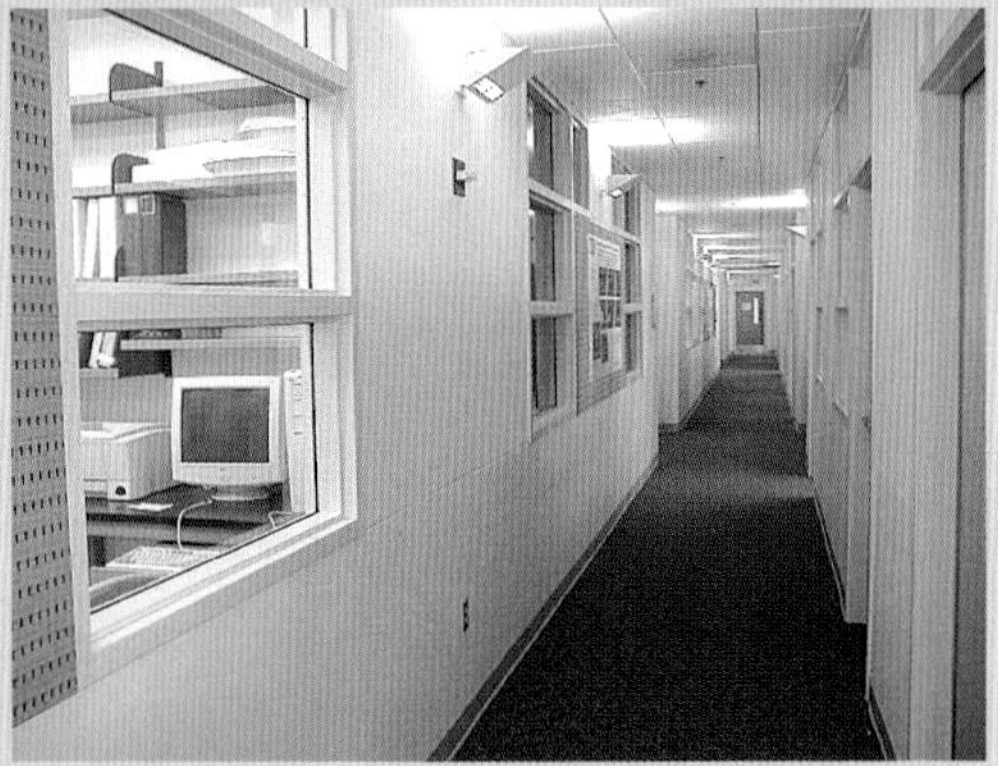

CDCの内部。インフルエンザ部門の長い廊下《ろうか》にそって配置された実験室。

写真撮影：西村秀一

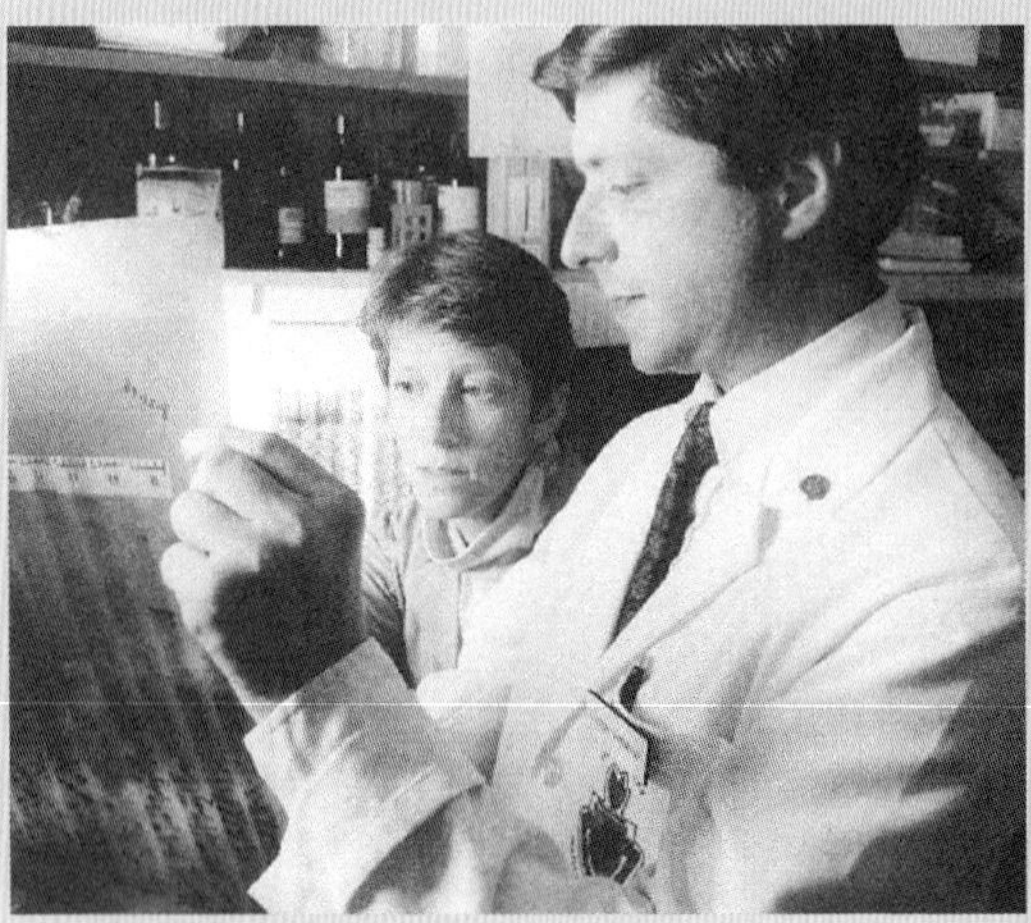

共同研究者と話すアメリカ陸軍病理学研究所のジェフリー・トーベンバーガー博士。

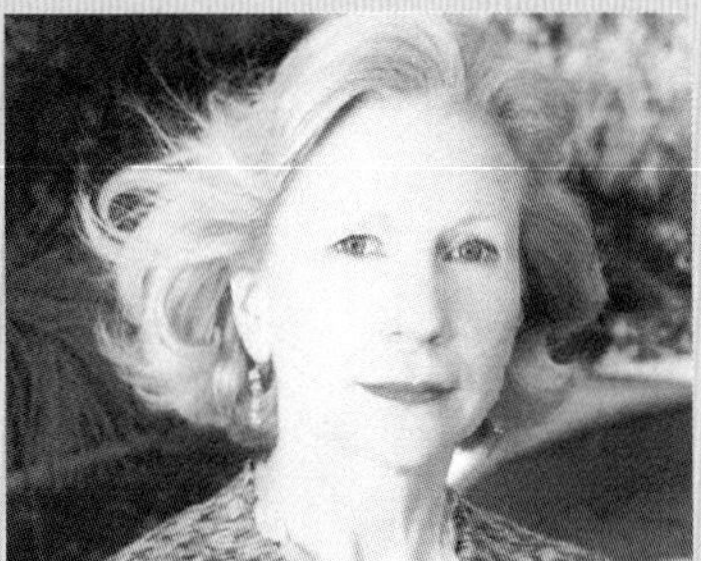

CDCのナンシー・コックス博士。

感《かん》染《せん》爆《ばく》発《はつ》

見えざる敵《てき》＝ウイルスに挑《いど》む

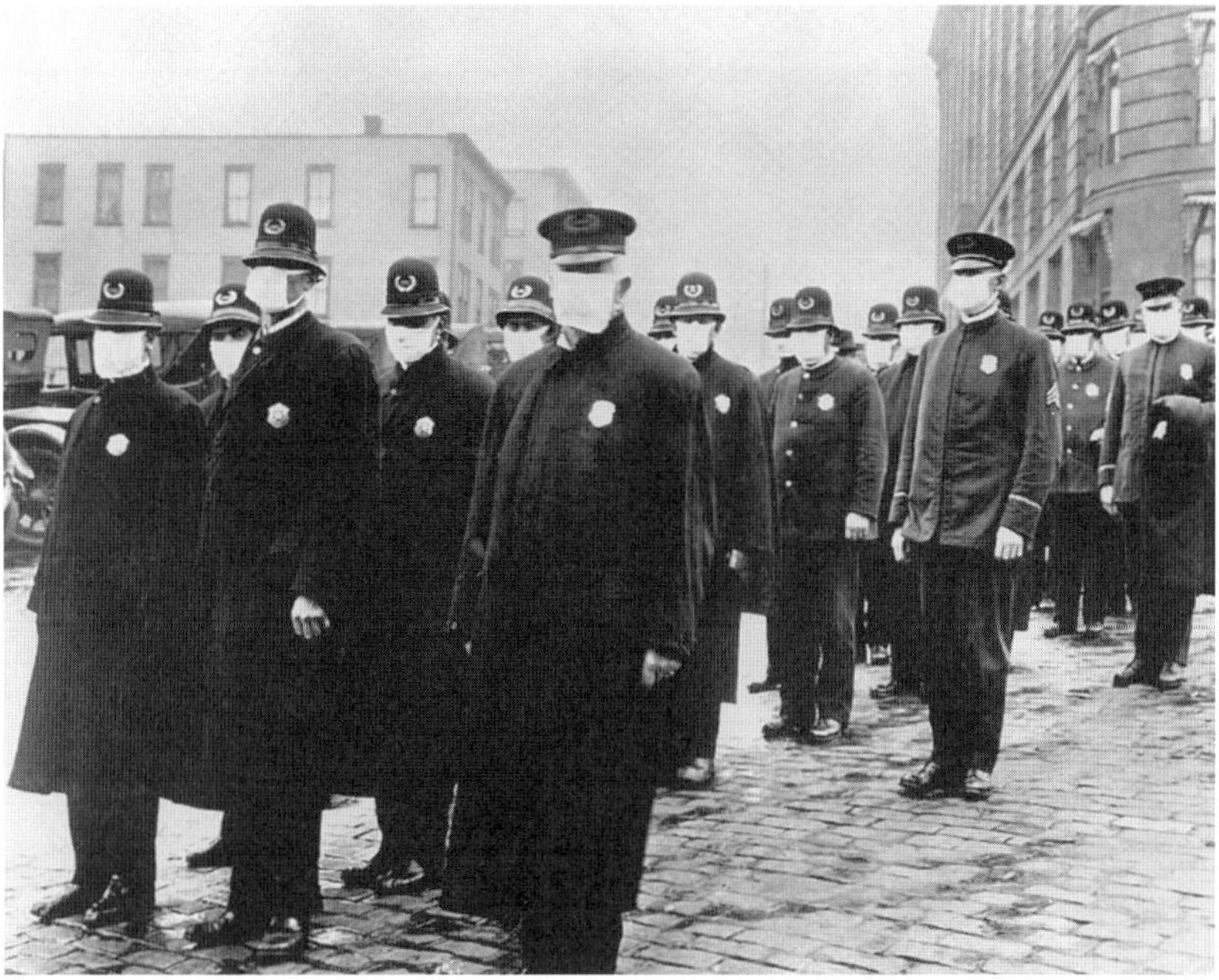

（著）デイビッド・ゲッツ

（訳）西村　秀一

（画）ピーター・マッカーティー

いつものように、
エディ、マックス、ジャッキーのために、
そして、
世界でいちばんのノーマ・ジョーンズへ、
最大の感謝《かんしゃ》をこめて

PURPLE DEATH
The Mysterious Flu of 1918
by David Getz

Japanese translation published by arrangement with Henry Holt and Company,
Henry Holt® is a registered trademark of Macmillan Publishing Group, LLC.
through The English Agency (Japan) Ltd.
Japanese edition published by
KIN-NO-HOSHI SHA Co. Ltd., 2020

記録に残されている1918年のインフルエンザの発生状況《じょうきょう》

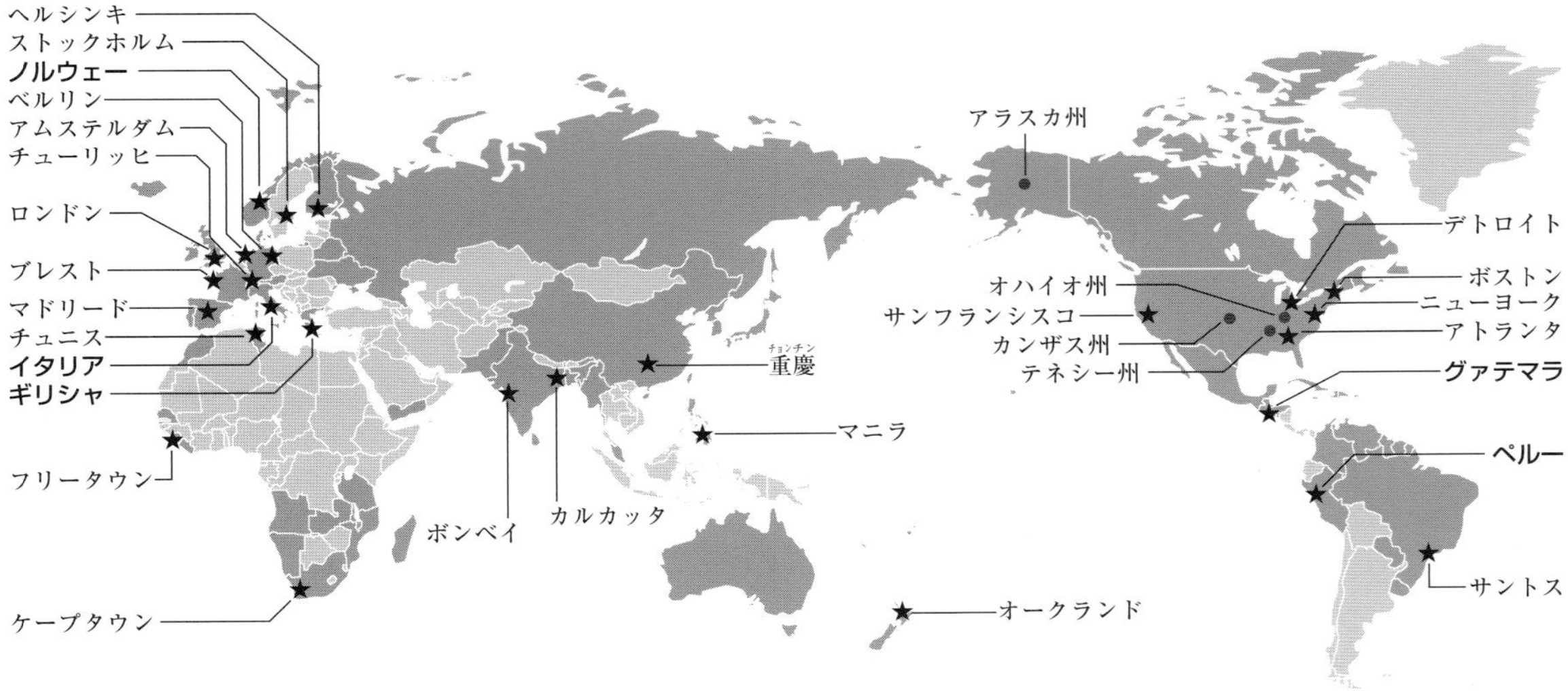

（太字は国名、国境《こっきょう》は2005年現在）

初発とされている3月以降《いこう》、半年間にインフルエンザの流行が報告《ほうこく》されている場所を ★ で示《しめ》しています。初発から半年以降《いこう》にインフルエンザの流行が報告《ほうこく》されている国を ■ で示《しめ》しています。

【注】ただし、これらの図で示《しめ》されていないところで、流行がなかったとはかならずしもいいきれません。ここで示《しめ》したデータは、あくまで訳者《やくしゃ》がいろいろな資料《しりょう》を調べた結果、流行があったことを知ることができた範囲《はんい》のものです。

もくじ

わたしたちが現在《げんざい》おこなっているような捜査《そうさ》では、

「これまで、まったく起きたこともなかったなにかが起きたのでは……」

といった先入観は禁物《きんもつ》です。

『モーグ街の殺人』（エドガー・アラン・ポー）より

お祝い

それは、一九一八年九月も終わろうとしているころのことでした。

アメリカのオハイオ州で陸軍士官たちが、ある計画を立てていました。妻《つま》たちとつれだって、彼《かれ》らは、郊外《こうがい》の夕空の下で、お祝いの食事会をひらこうとしていたのです。

彼《かれ》らは、チリコータという町にあるキャンプ・シャーマン駐屯地《ちゅうとんち》の士官たちでした。この駐屯地《ちゅうとんち》は、新兵となった若者《わかもの》を訓練し、一人前の兵士に育てるための場所でした。ヨーロッパは、第一次世界大戦のまっただなかにあり、ここでの訓練を終えた兵士は、すぐにフランスに送られ、ドイツ軍と戦うことになっていたのです。

士官たちは、ここにいる若者《わかもの》の多くがヨーロッパに到着後《とうちゃくご》、ほどなくして死をむかえることが、いたいほどわかっていました。地雷《じらい》で足を吹《ふ》きとばされる者もいるでしょう。毒ガスで失明するかもしれません。砲弾《ほうだん》の音、混乱《こんらん》、悪臭《あくしゅう》、戦闘《せんとう》への恐怖《きょうふ》……。

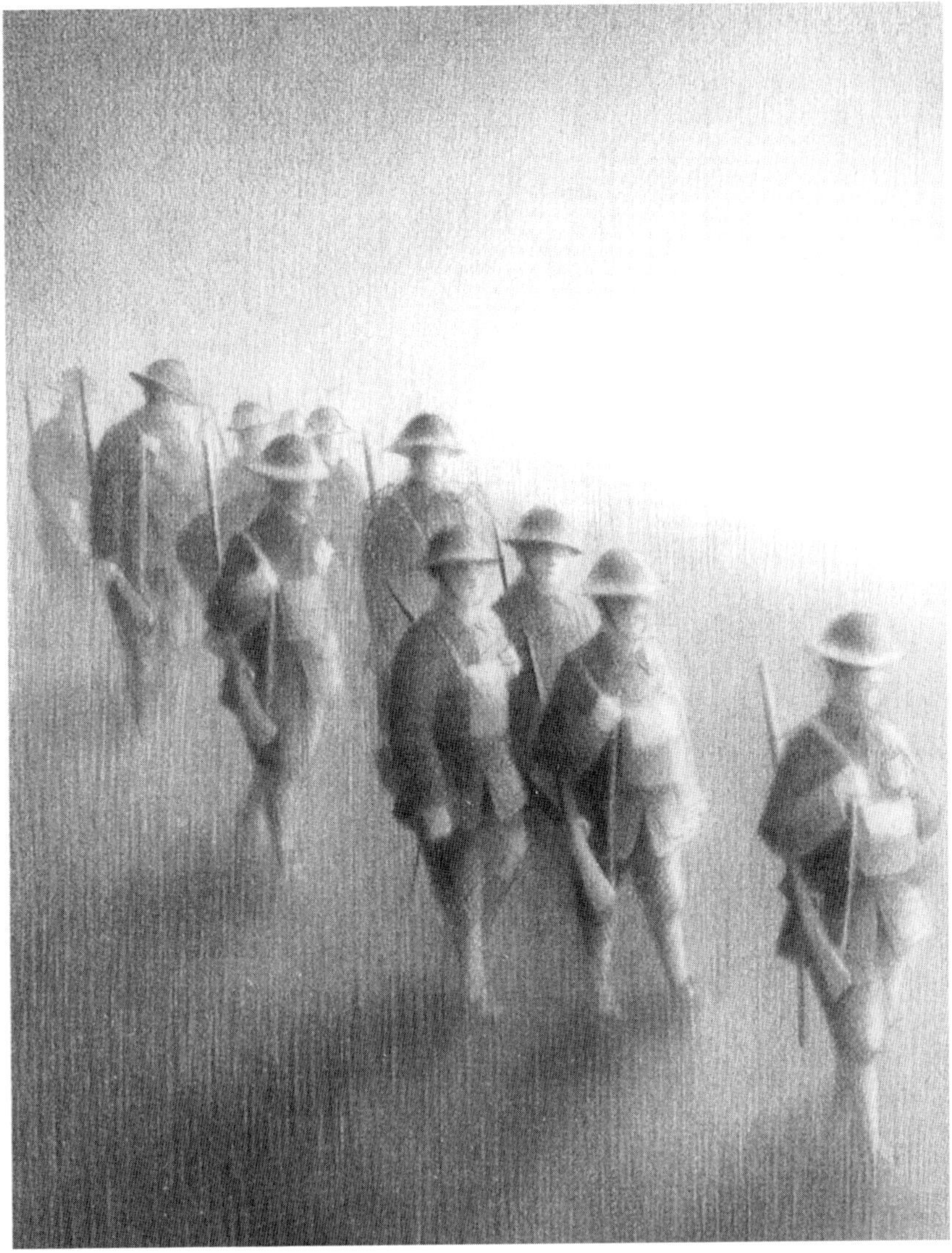

正気を失うほどの苦しみが若者《わかもの》たちを待ち受けているはずでした。

それなのに、彼《かれ》らは、なぜ、なにを祝おうとしていたのでしょうか？

自分たちの駐屯地《ちゅうとんち》が史上最悪のインフルエンザからのがれることができたと思い、彼《かれ》らは、それを祝おうとしていたのです。インフルエンザが世界各地で流行し、何千人もの人たちが命を落としていましたが、キャンプ・シャーマンで亡《な》くなった人の数は、まだ、ごくわずかだったからでした。


一九一八年に猛威《もうい》をふるったインフルエンザでは、多くの人びとがとうとい命を落としました。そのインフルエンザについては、現在《げんざい》も解明《かいめい》できていない多くのなぞが残されています。

そのなぞにいどんでいる科学者のひとり、ジェフリー・トーベンバーガー博士は、つぎのように語っています。

「奇妙《きみょう》なことに、一九一八年に大流行したインフルエンザは、まるでねらいうちでもしたかのように、若《わか》くて健康なおとなの命をうばっていったのです。」

ふつう、インフルエンザが命をおびやかすのは、赤ちゃんやお年寄《としよ》り、あるいは、もともと、なにかの病気をかかえている人がかかった場合です。

博士は、このように説明しています。

「若《わか》いおとなや子どもたちは、インフルエンザには負けないのがふつうです。もしインフルエンザにかかったとしても、死ぬことはほとんどありません。しかし、一九一八年のインフルエンザの大流行でもっとも多く亡《な》くなったのは、二〇《はたち》歳から四〇歳《さい》の人たちだったのです。」

当時、キャンプ・シャーマンには三万人以上が暮《く》らしており、大半は二〇《はたち》歳から四〇歳《さい》の人たちでした。

インフルエンザは、空気を媒介《ばいかい》して簡単《かんたん》にひろまります。インフルエンザにかかった人は、体調が悪くなる前であっても、せき、くしゃみ、あるいは呼吸《こきゅう》とともに、何百万個《こ》ものウイルスを空気中にはきだしていることがあります。軍隊の兵舎《へいしゃ》のように人の多い場所では、ひとりの感染者《かんせんしゃ》が数分のうちに、ほかの何百人もの兵士にインフルエンザをうつしてしまうこともあるのです。

実際《じっさい》、ほかの陸軍キャンプでは、インフルエンザが大流行していました。キャンプのなかの病院はインフルエンザ患者《かんじゃ》であふれかえり、遺体《いたい》安置所もインフルエンザで亡《な》くなった兵士でいっぱいでした。

しかし、幸運なことに、キャンプ・シャーマンには、まだ、インフルエンザがひろまっていなかったのです。食事会への道すがら、あの士官たちは、自分たちの幸運を神に感謝《かんしゃ》していたのでした。


ところが、食事会の日からわずか三日後、インフルエンザは、キャンプ・シャーマンにも魔《ま》の手《て》をのばし始めました。

キャンプの付属《ふぞく》病院には、インフルエンザにかかった兵士たちが、つぎつぎと重い足どりでやってきました。だれもが高熱とからだの痛《いた》みを訴《うった》えていました。それはまるで、からだのあちこちを棒《ぼう》で打ちつけられたような痛《いた》みだったといいます。彼《かれ》らは、ひどく衰弱《すいじゃく》し、もはや立っていることすらできないといったようすでした。

ウイルス、細菌《さいきん》、微生物《びせいぶつ》の大きさ

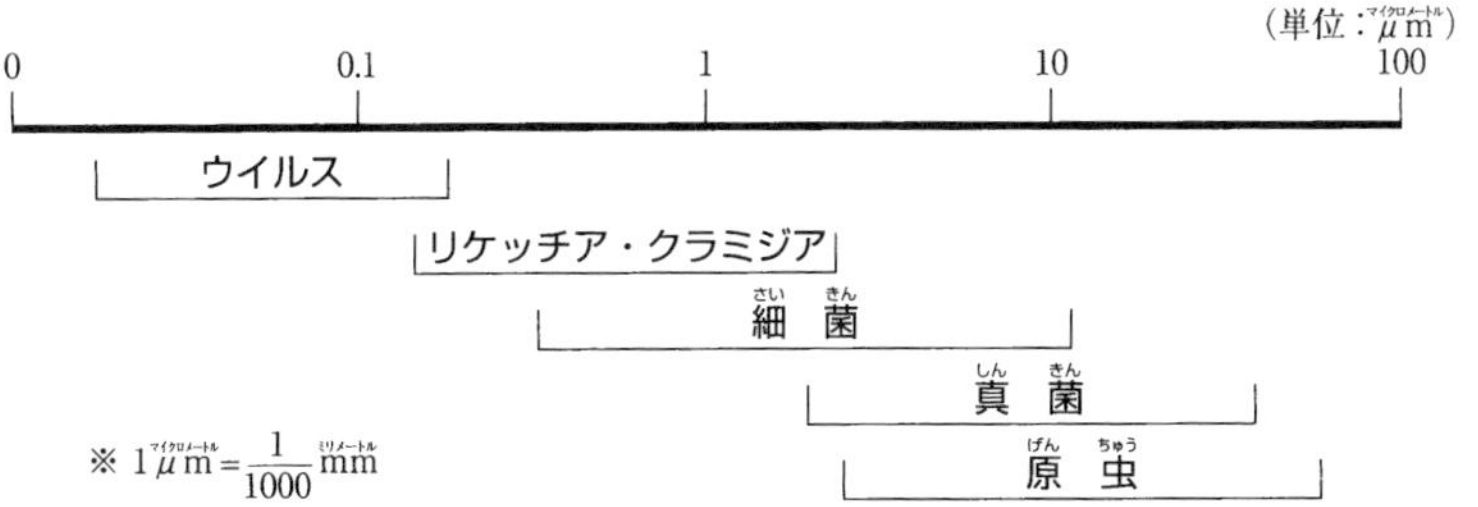

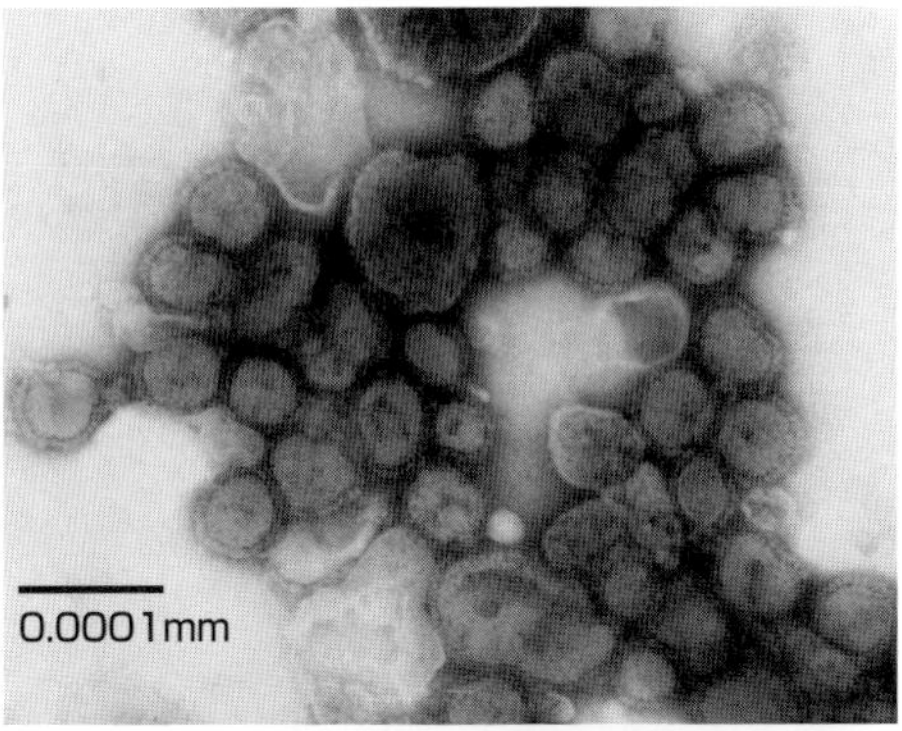

【左】A型インフルエンザウイルスの電子顕微鏡《けんびきょう》写真。（撮影：渡邊王志博士）

【左下】細胞《さいぼう》の断面《だんめん》の電子顕微鏡《けんびきょう》写真です。目玉焼きのように見えるのが1個《こ》の細胞《さいぼう》です。細胞《さいぼう》とウイルスの大きさのちがいがよくわかります。

【下】ここでは11個《こ》のC型インフルエンザウイルスが、手をつないだようにかたまっている断面《だんめん》がうつっています。（撮影：原正啓博士）

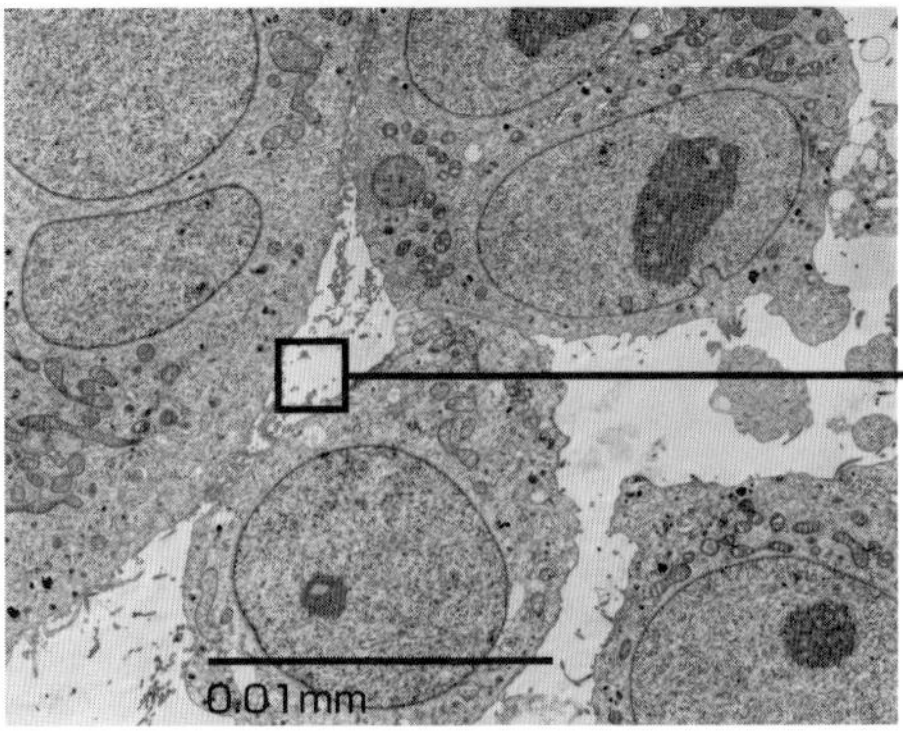

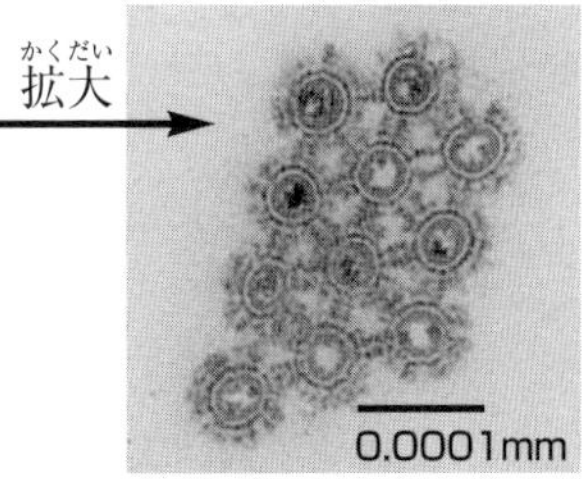

写真提供：国立病院機構仙台医療センター臨床研究部ウイルスセンター

肺《はい》をつつむようにはりめぐらされている血管から血液《けつえき》がにじみだし、肺《はい》にある空気の通り道は血液《けつえき》でふさがれていました。病院にきた患者《かんじゃ》の多くは、呼吸困難《こきゅうこんなん》を起こし、ひどく苦しみました。顔はしみだらけになり、酸素不足《さんそ》が原因《げんいん》で、皮膚《ひふ》は紫色《むらさきいろ》に変色していました。

彼《かれ》らは、まさに自分自身の体液《たいえき》でおぼれ死ぬ寸前《すんぜん》の状態《じょうたい》だったのです。酸素《さんそ》不足から精神《せいしん》の錯乱《さくらん》をきたした若《わか》い兵士たちは、ベッドの上でのたうちまわり、うめき、ぶつぶつとうわごとを言い、口から血をはいていました。

あっという間《ま》に、病院には患者《かんじゃ》を収容《しゅうよう》する場所がなくなり、治療《ちりょう》に必要な物資《ぶっし》も底をついてしまいます。兵舎《へいしゃ》や士官の居住区域《きょじゅうくいき》には臨時《りんじ》の病院がつくられましたが、医《い》師《し》や看護師《かんごし》たちもインフルエンザの猛威《もうい》からのがれることはできず、つぎつぎに感染《かんせん》していったのです。患者《かんじゃ》の数は急激《きゅうげき》に増《ふ》え続け、何週間もしないうちに、患者《かんじゃ》の世話や治療《ちりょう》にあたる病院の人員が不足し始めました。

その後の三か月間で、キャンプ・シャーマンでは約八〇〇〇人がこのインフルエンザにかかり、そのうち一〇〇〇人以上が命を落としました。たった一日で一二五人もの人が亡《な》くなったこともあります。その犠牲者《ぎせいしゃ》の多くが、ほんの数週間前に故郷《こきょう》をはなれてやってきたばかりの新兵でした。

彼《かれ》らの親たちは、自分の息子にひと目会おうとキャンプを訪《おとず》れ、愛する息子をなんとか助けてくれるよう医師《いし》にすがりつきました。病院の玄関《げんかん》や廊下《ろうか》に寝泊《ねとま》りしながら、親たちは、息子を家につれもどす許可《きょか》をだすよう、けんめいに軍に訴《うった》えました。

二〇世紀初頭というこの時代では、インフルエンザに対して、なすすべはありませんでした。特効薬《とっこうやく》も治療法《ちりょうほう》もなく、兵士たちが「パープル・デス（紫死病《ししびょう》）」とよんでおそれた、この病気による死をふせぐ手だてはなにもなかったのです。（訳者注《やくしゃちゅう》1）

それでも、キャンプ近くの町の人たちからは、さまざまなはげましやアドバイスの電報《でんぽう》がよせられました。そのなかには、病人のベッドの下にショットガンを置いたらどうか、などといったものもあります。それは、銃身《じゅうしん》が病人の熱を吸《す》いだしてくれるといった迷信《めいしん》にもとづくものでした。また、病人の胸《むね》に温シップ（温かくぬらした布《ぬの》）をあてるようにすすめるものもありました。温シップに使う材料には、ほうれん草や亜麻《あま》の種《たね》、タマネギ、カブ、アスパラガスの絞《しぼ》り汁《じる》、灯油などが最適《さいてき》、そんなアドバイスまでありました。

しかし、医師《いし》たちはほんとうのことを知っていました。この殺人者は、どうやってもふせぎようがないということを……。

たった数週間という短いあいだに、あまりにも多くの死者がでたため、もはや遺体《いたい》を置く場所もなくなってしまいました。しかたなく、士官たちは、町の劇場《げきじょう》を借りあげて、そのステージを仮《かり》の遺体《いたい》置き場にしました。遺体《いたい》は毎日やってきたため、棺《ひつぎ》の数はどんどん増《ふ》えていきます。だれの遺体《いたい》か見分けがつかなくなるほど、たくさんの遺体《いたい》がならべられました。

高熱や酸素《さんそ》不足にみまわれ、興奮《こうふん》して理性《りせい》を失う兵士も多く、自分の首にぶらさげた認識票《にんしきひょう》（個人《こじん》を認識《にんしき》するためのチェーンつきのタグ）をひきちぎるようなことも頻《ひん》繁《ぱん》に起きていました。士官たちが患者《かんじゃ》の一覧表《いちらんひょう》をもとに、死者の名前をたしかめようとしても、結局、はっきりしないこともしばしばでした。

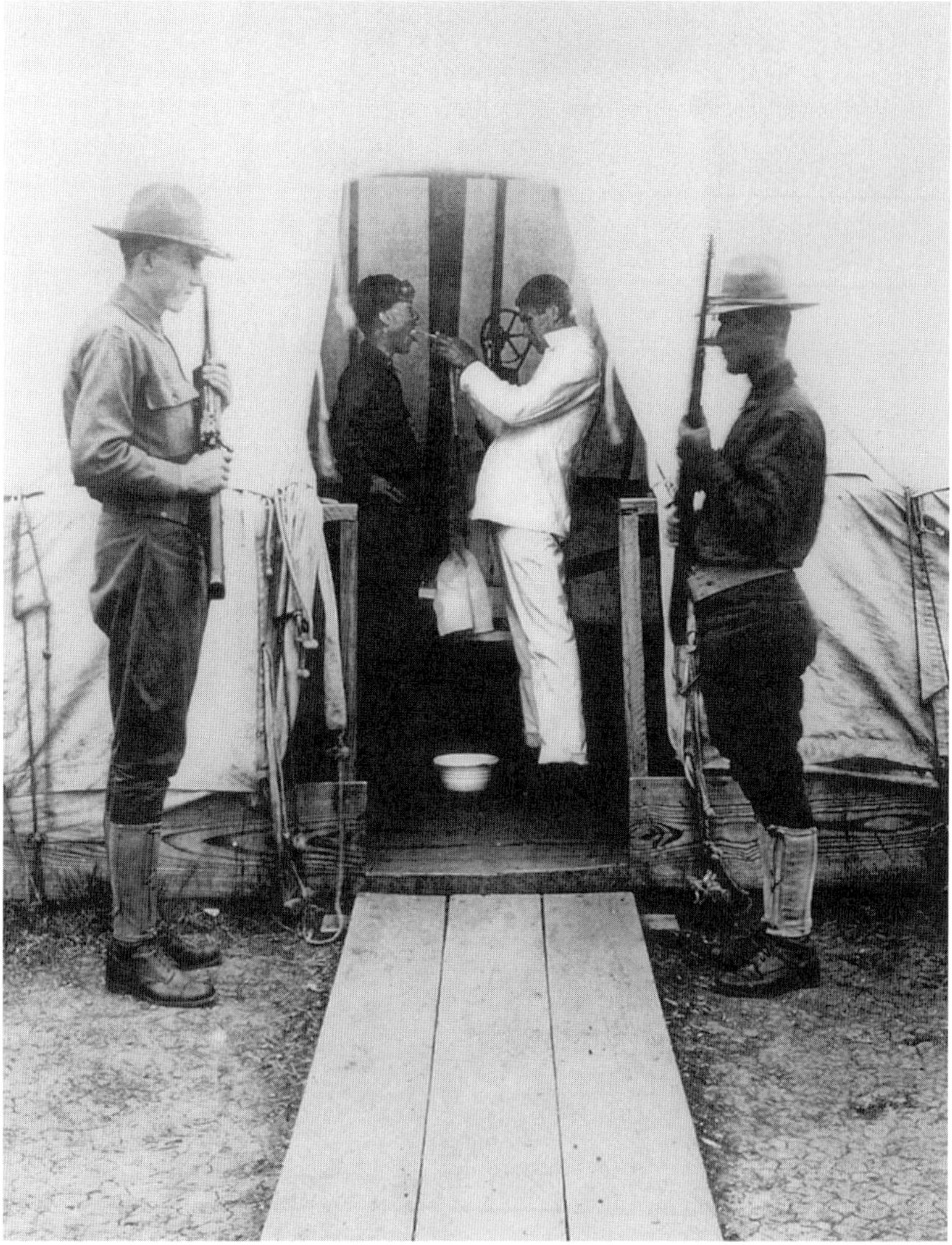

インフルエンザにかかるのをふせぐため、陸軍の軍医が兵士のノドに薬を吹《ふ》きつけるようす。

流行が始まってから、わずか二週間たらずの一〇月一二日までには、キャンプ・シャーマンでのインフルエンザの流行は峠《とうげ》をこし、終わりに向かいつつありました。病院では、まだ多くの兵士たちがインフルエンザや、それがもとで起きた病気によって亡《な》くなり続けていましたが、新たな患者《かんじゃ》が発生したという報告《ほうこく》はあがっていません。ゆっくりではありましたが、キャンプ・シャーマンは本来の任務《にんむ》を復活《ふっかつ》させ、若《わか》い兵士たちをふたたび戦地に送り続けました。

いったい、この一九一八年のインフルエンザになにが起きたというのでしょうか？ふつうのインフルエンザが、なぜ、多くの人を死にいたらしめるほど凶暴《きょうぼう》になってしまったのでしょうか？

訳者注《やくしゃちゅう》1…一四世紀のなかごろ、ヨーロッパをはじめ、世界中でペストという病気が大流行して、非常《ひじょう》に多くの人が亡《な》くなりました。ペストはBlack《ブラック》 Death《デス》（ブラック・デス＝黒死病《こくしびょう》）

とよばれ、大いにおそれられました。この本で紹介《しょうかい》しているインフルエンザは、皮膚《ひふ》の色が紫色《むらさきいろ》に変色することから、Purple《パープル》 Death《デス》（パープル・デス＝紫死病《ししびょう》）とよばれるようになったと思われます。

戦争熱

インフルエンザは、当時としても新しい病気というわけではありませんでした。それまでの数百年のあいだにも、世界のあちこちで流行をくりかえしています。季節性《せい》があり、毎年、冬の時期にたくさんの人がかかっていました。

この病気を「インフルエンザ」あるいは「インフルエンス（影響《えいきょう》）」とよんだのは、一四世紀はじめのイタリアの科学者たちです。彼《かれ》らは、惑星《わくせい》が夜空のある軌道上《きどうじょう》に現《あらわ》れたとき、それが人のからだに影響《えいきょう》をあたえ、急な高熱をもたらし、筋肉痛《きんにくつう》やノドの痛《いた》み、せき、疲労感《ひろうかん》をもよおさせると信じていました。

それと同じころ、この病気を研究したドイツの学者たちは、すっぱいリンゴや塩漬《しおづけ》の魚の食べすぎが原因《げんいん》であると結論《けつろん》づけています。

インフルエンザのパンデミック（世界的大流行）は、一九一八年に起きたものが世界ではじめてだったわけではありません。エピデミックということばがありますが、これはある特定の地域《ちいき》でひろまる病気の流行を意味します。このエピデミックに対して、パンデミックということばは、人びとのあいだで急速にひろまり、国境《こっきょう》をこえて何千、あるいは何万もの人びとに感染《かんせん》がひろまるような大規模《だいきぼ》な流行をさします。

一五八〇年、ある病気がアジアで始まり、あっという間《ま》にヨーロッパ、アフリカ、さらにはアメリカへとひろまっていきました。当時の記録によると、スペインやイタリアの村は、ほとんど全滅状態《ぜんめつじょうたい》になったとされています。それ以来、毎世紀ごとに数度、同じような流行が起きていました。おそらくこれは、インフルエンザだと思われますが、ただ、どれも、一九一八年のパンデミックほど、壊滅的《かいめつてき》な被害《ひがい》をもたらす流行ではありませんでした。

一九一七年四月六日、アメリカはドイツに宣戦布告《せんせんふこく》し、第一次世界大戦に参戦します。この戦争は、それまでにヨーロッパで三年もの長いあいだ続けられており、すでに多くの若《わか》い兵士たちの命をうばい、飢《う》えと病気を拡大《かくだい》させていました。

時のアメリカ大統領《だいとうりょう》、ウッドロー・ウィルソンは、自国の兵士たちがこの戦争に終わりをもたらしてくれるものと期待していました。参戦を機に、アメリカは、まるで、戦争を遂行《すいこう》する機械のようにかわっていきます。国民は、この戦争の勝利に貢献《こうけん》することを、生活のあらゆる面で当然のように求められたのです。

兵器を買う資金《しきん》を集めるために、映画《えいが》スターたちは、群集《ぐんしゅう》をひきつれて街の大通りをパレードしました。新聞各紙は、ヨーロッパの戦場で戦っているアメリカ軍兵士のために温かなマフラーをあむよう、母親たちによびかけました。学校の先生は、子どもたちに、桃《もも》を食べたら、その種《たね》をとっておくよう指導《しどう》しました。集めた種《たね》を炭になるまでもやし、兵士たちが使うガスマスクのフィルターの原料にしたのです。

一九一七年六月四日、一〇〇〇万人近いアメリカの若者《わかもの》が兵士になるための書類にサインしました。

一九一八年のはじめまでに、アメリカのあちこちの農村地帯に軍の訓練キャンプが建設《けんせつ》され、どこも何万人もの新兵であふれかえりました。キャンプでの訓練を終えた

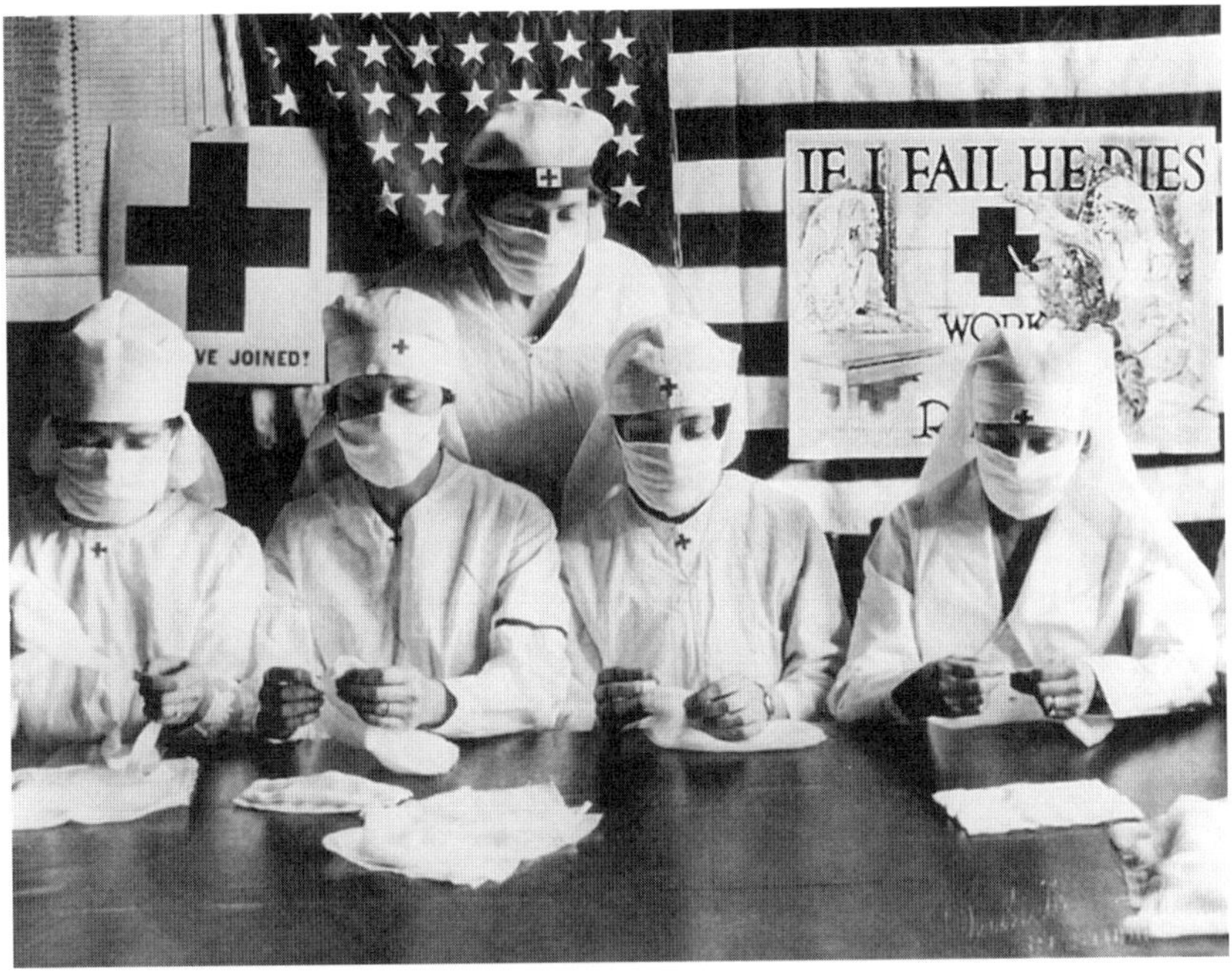

赤十字のボランティアは、戦争で戦っている兵士たちのために、インフルエンザをふせぐガーゼ・マスクを何千個《こ》もつくりました。壁《かべ》にはられたポスターには、「もし、わたしが（マスクづくりに）失敗したら、彼《かれ》は死んでしまう」と書かれています。

若《わか》い兵士たちは、列車につめこまれて別のキャンプへうつされ、さらに、船に乗せられて、活気に満ちたヨーロッパの港へと送られていきます。

インフルエンザのウイルスは、キャンプや列車、船などのような人でこみあった場所で非常《ひじょう》によく伝染《でんせん》していきます。一九一八年のアメリカは、パンデミックという役者が登場するための完璧《かんぺき》な舞台《ぶたい》を提供《ていきょう》していたのです。

その年の春、インフルエンザは、アメリカ中西部のカンザス州にあったキャンプ・ファンストンで始まりました。最初のインフルエンザ患者《かんじゃ》が報告《ほうこく》されたのは三月四日のことです。このファンストンでのアウトブレーク（伝染病《でんせんびょう》の流行が突然《とつぜん》始まること）をきっかけに、インフルエンザは、兵士たちの鼻のなかやノド、肺《はい》をかくれみのにしながら、国中のキャンプへとひろまっていきます。

しかし、この時点でインフルエンザは、まだおそろしい殺人者ではありませんでした。前例がないほどの強力な病原性《せい》で若者《わかもの》たちをねらいうちする殺人者になったのは、ずいぶんあとになってからです。

トーベンバーガー博士はこう語っています。

「春の時点で、このインフルエンザは、それほど悪性《あくせい》のものではありませんでした。一般《いっぱん》に知られているようなふつうのインフルエンザとくらべれば、たちの悪いものでしたが、殺人者だとだれもが思うほど悪いものでもなかったのです。」

インフルエンザは、四月をむかえるころにはアメリカ全土にひろまり、兵士だけでなく、一般《いっぱん》市民にも多くの感染者《かんせんしゃ》がでていました。科学者た

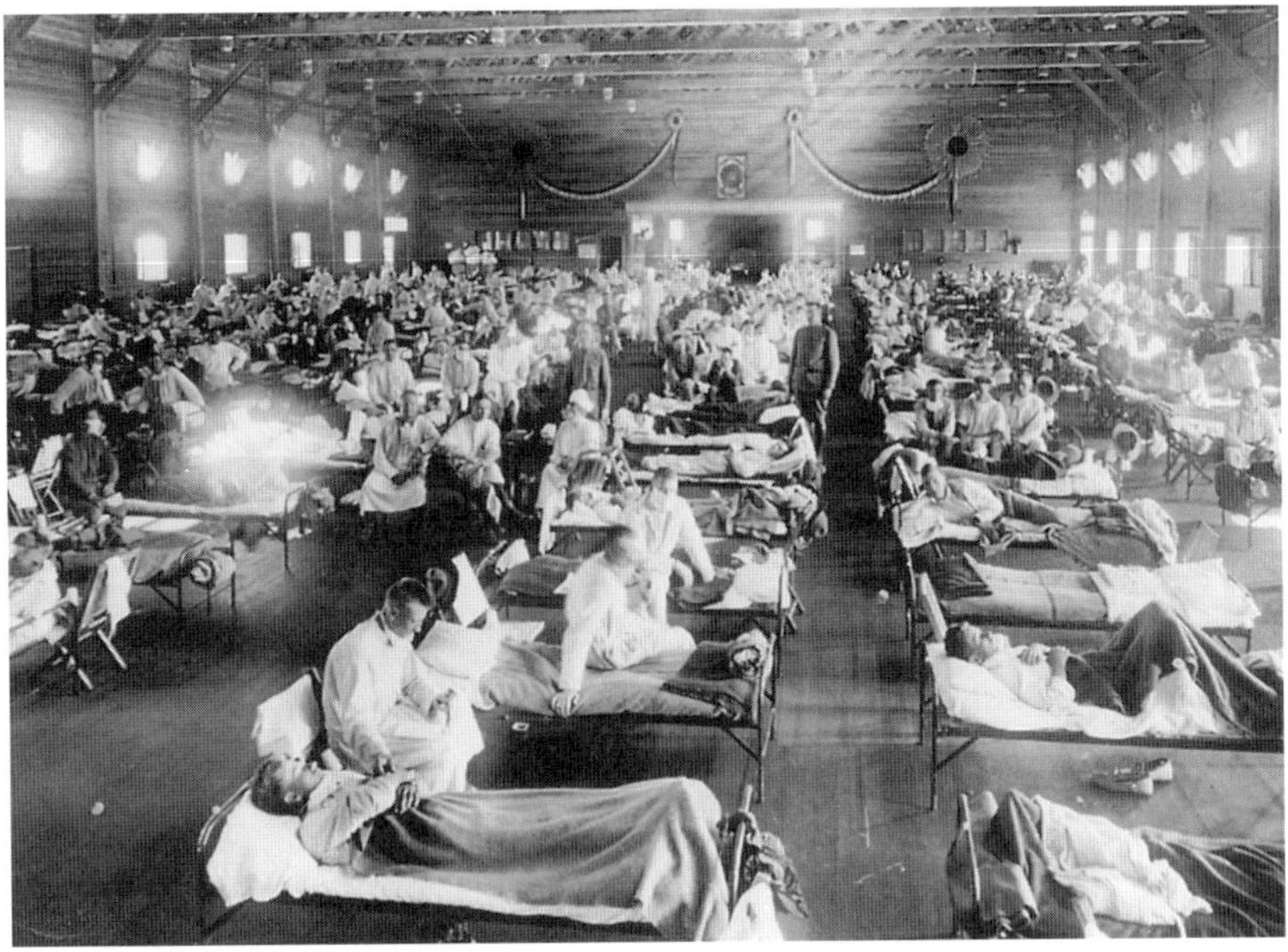

カンザス州キャンプ・ファンストンでは、急増《きゅうぞう》するインフルエンザ患者《かんじゃ》を収《しゅう》容《よう》するために仮設《かせつ》の臨時《りんじ》救急病院を設置《せっち》しなければならなくなりました。

ちは、一九一八年のこの時期の流行を「第一波《だいいちば》」とよんでいます。

この第一波《だいいちば》は、四月はじめにはヨーロッパの大西洋岸地域《ちいき》に達していました。アメリカ軍兵士を運ぶ輸送船《ゆそうせん》が海をわたってフランスの港に入り、兵士たちが上陸するたびに、インフルエンザのウイルスがヨーロッパにもちこまれていったのです。上陸したウイルスは、戦争に疲《つか》れ、飢《う》えと病気に苦しんでいたフランスの一般《いっぱん》市民や兵士たちのあいだに、またたく間《ま》にひろまりました。

五月になると、インフルエンザはポルトガルとスペインをおそっていきます。このインフルエンザについて、最初に報道《ほうどう》したスペインのニュースによってはじめて新しい病気のことを知った人たちは、これをスペイン・インフルエンザとよび始めました。その後、二か月もしないうちに、スペイン・インフルエンザの第一波《だいいちば》は世界中にひろまります。感染爆発《かんせんばくはつ》です。しかし、その時点でもまだ、大あばれをするような殺人者ではありませんでした。

八月二二日、フランスのブレストという港町の病院を、アメリカ兵が肺《はい》の不調を訴《うった》

フランスのエクス・レ・バンにあった陸軍病院のインフルエンザ病棟《びょうとう》。

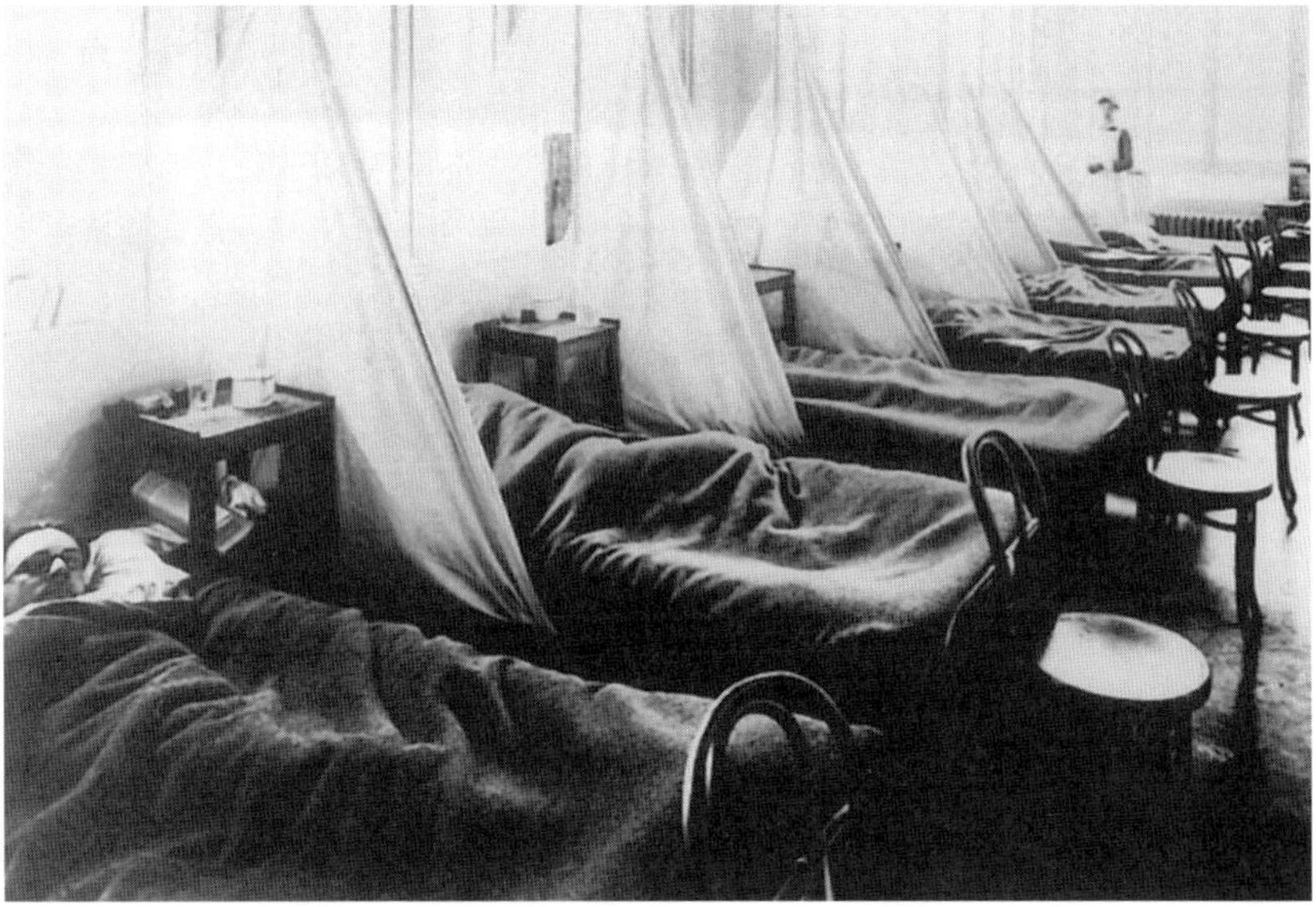

えて、つぎつぎと訪《おとず》れました。そして、インフルエンザだとわかったほんの数時間後、兵士たちは突然《とつぜん》、まっ青《さお》な顔になり、亡《な》くなっていきました。とても説明できないようななにかが、フランスのインフルエンザに起きたのでした。「第二波《だいには》」の始まりです。

ブレストは大きな港湾《こうわん》都市であり、アメリカ軍兵士の上陸場所となっていました。一九一八年のインフルエンザが世界にむけて二度目の進撃《しんげき》を開始するには最高の場所でした。

この新しく、しかも、非常《ひじょう》に危険度《きけんど》

をましたインフルエンザに感染《かんせん》した客を乗せた船が、アメリカのマサチューセッツ州ボストン、アフリカのシエラ・レオネのフリータウンの港に着いたのは、それから数日のうちのことです。そして、その後、インフルエンザは、この三つの港から、世界中の村や町や都市にひろまっていきます。二度目の感染爆発《かんせんばくはつ》です。

アイスランドやサモア、アラスカ、ニュージーランドといった文明から遠くはなれた土地では、小舟《こぶね》がインフルエンザをひろめていきました。インドやアフリカでは、鉄道がインフルエンザを大陸の奥地《おくち》まで運んでいき、ヨーロッパでは、戦争で捕虜《ほりょ》となった兵士が母国に帰されるとき、インフルエンザもいっしょに国境《こっきょう》をこえていきました。また、戦争からのがれて難民《なんみん》となった人たちがあふれたことも、戦争によってひき起こされた飢《き》きんも、インフルエンザが国から国へとひろまっていく原因《げんいん》となりました。

そして、めぐりめぐってアメリカにもどってきたとき、インフルエンザは、多くの町をおそって人びとを恐怖《きょうふ》と混乱《こんらん》におとしいれ、無力感をもたらし、ボクシングでいえばノックダウンの状態《じょうたい》に追いこんでいったのでした。

やってこなかったサーカス

スペイン・インフルエンザがテネシー州ナッシュヴィルを最初におそったのは、九月も終わろうとしていたころでした。

まず、ナッシュヴィルの南地区で流行が始まりました。ここは火薬工場を中心にして、工場で働く労働者とその家族がたくさん暮《く》らす、住民の密集《みっしゅう》した地域《ちいき》でした。そこで感染《かんせん》した労働者が、インフルエンザを東地区に運んでいきます。インフルエンザは、まるで布地《ぬのじ》の上で水滴《すいてき》がしみていくように町のいたるところにひろまり、一〇月一日から一一月の半《なか》ばごろまでに、患者《かんじゃ》の数は四万人以上にものぼっていました。そして、そのうち、一万五〇〇〇人もの人が亡《な》くなったのです。

スペイン・インフルエンザがナッシュヴィルをおそったのは最悪の時期でした。町の医師《いし》の三分の一近くが、戦闘《せんとう》での負傷者《ふしょうしゃ》や病気になった兵士の治療《ちりょう》のために、ヨーロッパへかりだされていたからです。残っていた医師《いし》はわずか二五〇人しかおらず、それだけの人数で四万人もの病人の治療《ちりょう》にあたらなければなりませんでした。単純《たんじゅん》に計算すると、ひとりの医師《いし》が一六〇人もの患者《かんじゃ》をみていたことになります。しかも、その医師《いし》たちの多くもインフルエンザにかかり、なかには命を落とす人もいました。

ヨーロッパにでかけている医師《いし》にかわって、ナッシュヴィルを守る役割《やくわり》をはたしたのは看護師《かんごし》です。彼女《かのじょ》たちは、病人をみつけだしては、病気の程度《ていど》に必要な処置《しょち》をみずから判断《はんだん》しなければなりませんでした。ナッシュヴィルの病院という病院は患者《かんじゃ》であふれかえり、看護師《かんごし》が患者《かんじゃ》の家にでかけて治療《ちりょう》することもしばしばみられました。

しかしそれは、むしろ好《この》ましいことだったかもしれません。病院で治療《ちりょう》を受けるということは、ほかの患者《かんじゃ》から肺炎《はいえん》をひき起こす細菌《さいきん》をもらってしまう危険性《きけんせい》が高くなることを意味するからです。

今日《こんにち》では、細菌《さいきん》がひき起こす肺炎《はいえん》は抗生物質《こうせいぶっしつ》という薬によって治《なお》すことができます。しかし、一九一八年当時は、まだ抗生物質《こうせいぶっしつ》が発見されておらず、細菌性肺炎《さいきんせいはいえん》にかかっ

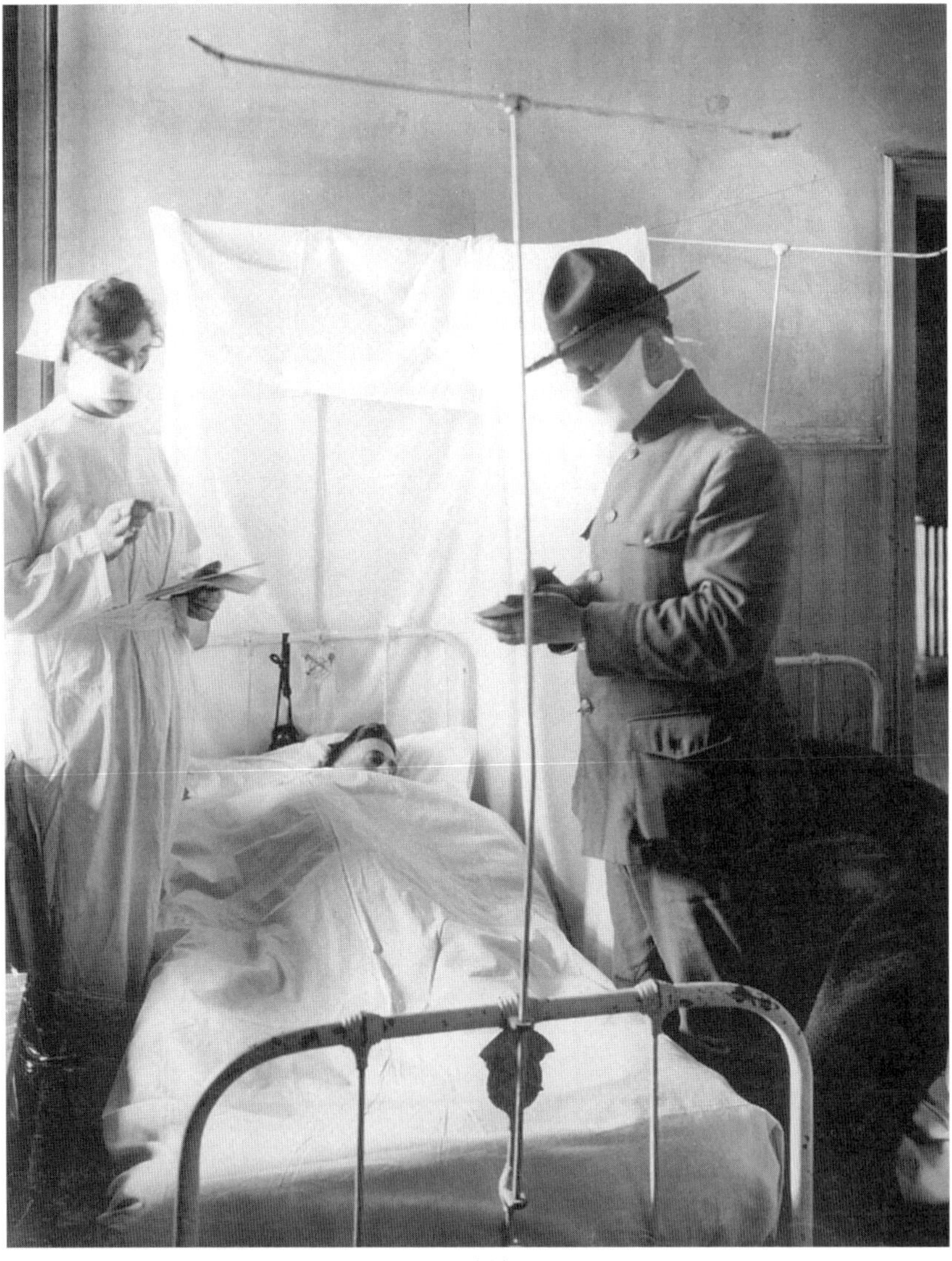

いくつかの陸軍病院では、となりあう患者《かんじゃ》の頭の向きをぎゃくにしてねかせていました。それは、インフルエンザ患者《かんじゃ》の息がとなりにねている患者《かんじゃ》の顔に直接《ちょくせつ》吹《ふ》きかからないようにするための配慮《はいりょ》からでした。

た患者《かんじゃ》の半分は助かりませんでした。

まもなく、ナッシュヴィルの保健所《ほけんじょ》の役人たちは、どうしようもなくつらい事実に直面することになります。インフルエンザにも細菌性肺炎《さいきんせいはいえん》にも、治療《ちりょう》の手だてがまったくないという現実《げんじつ》です。


では、どうすれば、ナッシュヴィルの人たちを救えるのでしょうか？

インフルエンザを治《なお》すことができないとしたら、最善《さいぜん》の手段《しゅだん》は、インフルエンザにかからないようにすることでした。一〇月八日、ナッシュヴィル市当局は、人が多く集まることをすべて禁止《きんし》します。劇場《げきじょう》、サーカス、ダンスホール、ビリヤード場、それに映画館《えいがかん》も閉鎖《へいさ》されました。

すでにインフルエンザにかかってしまった人を治《なお》すのは不可能《ふかのう》でも、その人が人ごみのなかで、ほかの人にインフルエンザをうつすのをふせぐことはできるはず。そう市当局は考えました。牧師《ぼくし》たちは、教会での礼拝《れいはい》集会をとりやめました。心配した親たちは、子どもを学校にかよわせるのをやめました。

ナッシュヴィルの保健委員会《ほけんいいんかい》につとめていたE・L・ビショップ博士は、市民に対し、つぎのようなよびかけをしています。

「インフルエンザは、かかった人が笑ったり、せきやくしゃみをしたりすることでひろまります。また、ナッシュヴィル市民は、キスをすることもひかえるべきです。市民のみなさまは、とくに生活に必要のない娯楽《ごらく》のために集まるようなことは、さしひかえてください。」

しかし、こうしたよびかけにもかかわらず、インフルエンザは、ナッシュヴィルを荒《あ》らし続けました。

このインフルエンザのパンデミックは、さまざまな町や都市で、苦しみと死の物語をもたらしました。一〇月一六日、ニューヨークでは、市の保健衛生《ほけんえいせい》部長のロイヤル・コープランド博士がつぎのような発表をおこなっています。

「この二四時間で、市内で新たに四九二五人のインフルエンザ患者《かんじゃ》が報告《ほうこく》されています。そのうち、四七九人が肺炎《はいえん》を起こし、二〇〇人が亡《な》くなりました。」

病人の世話をする人手をどうしても必要としていたコープランド博士ら市の保健《ほけん》当局は、市民に対し、つぎのように訴《うった》えました。

「使用人を二人以上やとっている人は、そのうちの一人を市の保健衛生部《ほけんえいせいぶ》に貸《か》してください。」

「働いていただける人たちには、満足のいく給料が支払《しはら》われるだけでなく、じゅうぶんに健康が守られることを約束します。」

フィラデルフィアでは、インフルエンザと肺炎《はいえん》で一〇月第一週に七〇〇人が亡《な》くなり、第二週には二六〇〇人、第三週には四五〇〇人もの人が亡《な》くなっていました。かぞえきれないほどの人が体調をくずしていましたが、医師《いし》の数はあまりにも少なく、看護師《かんごし》もひどく不足していました。深刻《しんこく》な人手不足を解消《かいしょう》するために、フィラデルフィアのある病院は、つぎのような広告を出しています。

「求む、二つの手と働く意思のある人！」

一〇月第一週に、病気で仕事を休むといって電話連絡《れんらく》をしてきた警察官《けいさつかん》は、五〇〇人近くいたといいます。消防署《しょうぼうしょ》やゴミ収集局《しゅうしゅうきょく》も、同じような状況《じょうきょう》でした。

トーベンバーガー博士は、当時の状況《じょうきょう》をつぎのように説明しています。

「当時のアメリカ総《そう》人口のおよそ三分の一にあたる人がインフルエンザにかかりました。当然、あらゆる医療《いりょう》、看護《かんご》手段《しゅだん》が極端《きょくたん》に不足しましたが、それに続いて、つぎつぎとたりなくなったのは、墓掘《はかほ》り人夫《にんぷ》や棺職人《ひつぎしょくにん》、葬儀屋《そうぎや》でした。」

デラウェア川をはさんでフィラ

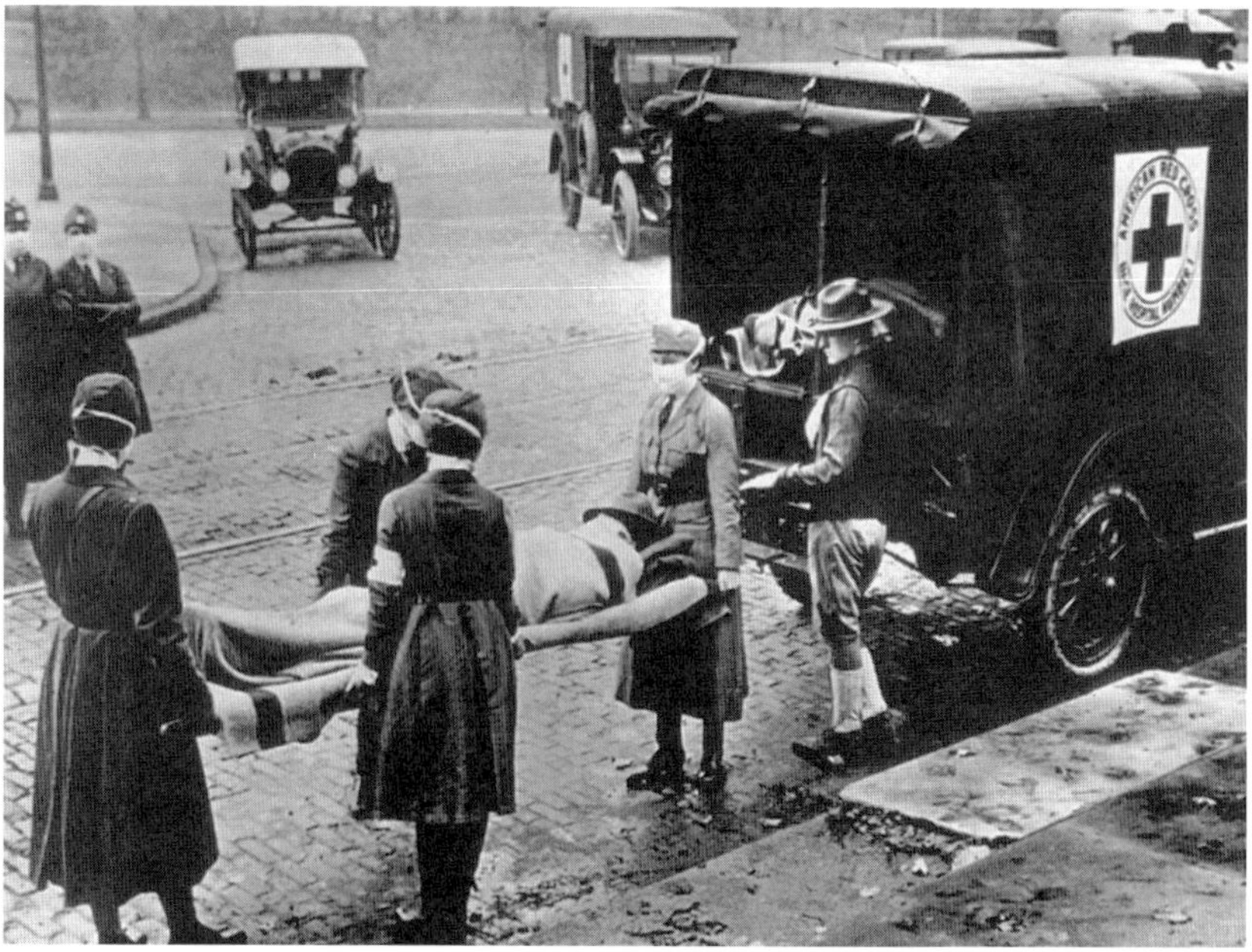

ミズーリ州セントルイスで、インフルエンザ犠牲者《ぎせいしゃ》の輸送《ゆそう》を手助けする赤十字自動車隊。

デルフィアのむかいにある、ニュージャージー州カムデンでは、あまりにも多くの人がつぎつぎに亡《な》くなっていたために、町当局は、武装警官《ぶそうけいかん》の監視《かんし》のもとで刑務所《けいむしょ》の受刑者《じゅけいしゃ》たちに墓掘《はかほ》りをさせていました。墓地《ぼち》の管理人は、もはや、どこにだれを埋葬《まいそう》したのか、正確《せいかく》な記録をつけることさえできません。墓地《ぼち》の案内表示板《ひょうじばん》はあやまって書かれていることが多く、死者の身内の者がきても、自分の愛した人がやすらかに横たわっているはずの場所をみつけられないこともめずらしくありませんでした。

保健《ほけん》を担当《たんとう》する行政《ぎょうせい》当局や社会の指導者《しどうしゃ》とされる人たちは、けんめいに対応《たいおう》しました。彼《かれ》らは、インフルエンザの流行のいきおいを止めるため、また、インフルエンザにかかる人の数をできるだけ少なくとどめるために、あらゆることを試します。

シカゴの警官《けいかん》は、公衆《こうしゅう》の面前でせきやくしゃみをした者は、それがたとえだれであっても、すぐに逮捕《たいほ》しました。コネチカット州ハートフォードでは、カゼやインフルエンザの徴候《ちょうこう》が少しでもみられる生徒たちを即座《そくざ》に家に帰すよう、教師《きょうし》に指示《しじ》が出されました。生徒は、こう言い聞かされて、家に帰りました。

「家に帰ったら、下剤《げざい》とたくさんの水を飲み、すぐにねること。明日までようすをみ

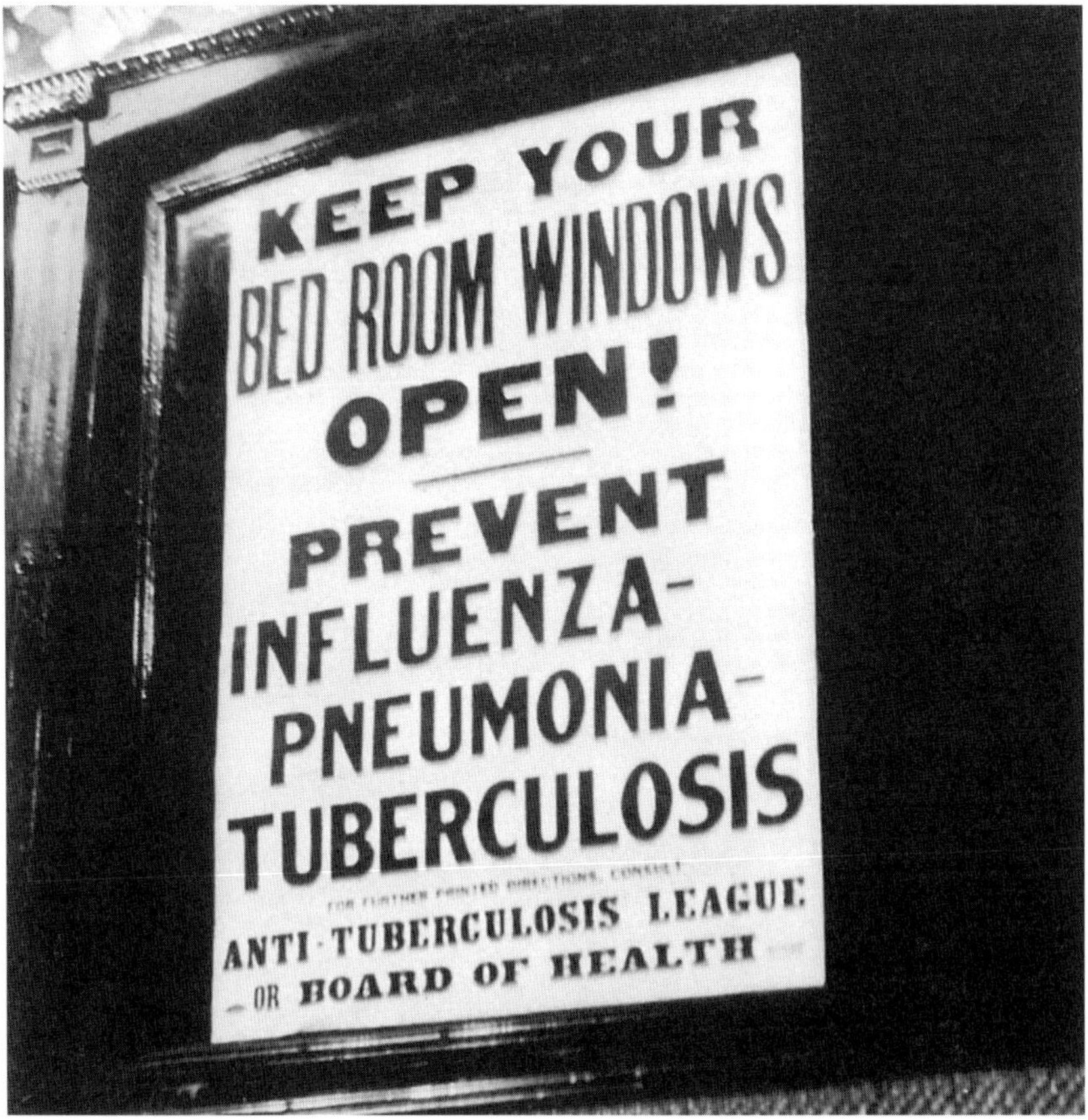
KEEP YOUR
BED ROOM WINDOWS
OPEN!
PREVENT
INFLUENZA-
PNEUMONIA-
TUBERCULOSIS
ANTI-TUBERCULOSIS LEAGUE
OR BOARD OF HEALTH

オハイオ州シンシナチの路面電車の車内に掲示《けいじ》された公共ポスター。

訳者注《やくしゃちゅう》…このポスターには、「寝室《しんしつ》の窓《まど》は、あけはなしてください！　インフルエンザ、肺炎《はいえん》、結核《けっかく》をふせぐためです。結核対策連盟《けっかくたいさくれんめい》ならびに保健《ほけん》委員会より」と書かれており、呼吸器《こきゅうき》の感染症《かんせんしょう》に対しては換気《かんき》をよくしておくべきだといった、当時の医療《いりょう》の考え方があらわれています。

ていてはいけません。ときどき窓《まど》をあけて新鮮《しんせん》な空気を入れるようにしなさい。お医者さんには、かならず家にきてもらい、症状《しょうじょう》がおさまったとしても、少なくとも二日間はベッドのなかでおとなしくしているんです。」

サンフランシスコ市議会は、市民に対し、外出の際《さい》にマスクの着用を義務《ぎむ》づける条例《じょうれい》を可決《かけつ》させます。マスクはガーゼを四重にしてつくり、鼻と口をおおうように求められました。

アラスカ州知事は、州のすべての町や村に対し、自分の町や村の周囲を赤い旗でとりかこむように命じ、よそからやってくる人たちがその旗をこえてくることを禁《きん》じました。旅をしながら猟《りょう》をして生活している人たちのためには、旗の外に丸太小屋をたてて、そこに食料と生活に必要なものを置かせました。警備員《けいびいん》をやとって武装《ぶそう》させ、村の数キロ手前の地点に立たせて、インフルエンザを運んできそうな者をみつけると、それがだれであろうと追いかえす村もありました。

世界各地で都市機能《きのう》に問題が発生しました。ナッシュヴィルと同じように、各地の行政《ぎょうせい》当局がおおぜいの人が集まることを禁止《きんし》し、映画館《えいがかん》や劇場《げきじょう》、大衆《たいしゅう》酒場の閉鎖《へいさ》命令は、町から町へと伝わっていきます。

ある町では、教会の土曜礼拝《れいはい》が禁《きん》じられ、葬儀《そうぎ》をとりおこなうことすらひかえるように要請《ようせい》されたといいます。ほとんどの町で学校の閉鎖《へいさ》が命じられましたが、子どもの命がいちばんたいせつだと考えた親たちは、その命令を待つまでもなく、子どもに学校を休ませました。

この大流行を生きぬいたひとり、シルヴィア・ダイアモンドは、当時を思いだしてこう語っています。

「遊ぶのは家の裏庭《うらにわ》だけ。それ以外、けっして、どこにもいかないよう母に言いつけられ、わたしはずっと、それを守っていました。」

電話会社は市民に対し、電話をかけるのは、ほんとうに必要な場合だけにするようによびかけました。すでに電話をとりつぐ交換手《こうかんしゅ》がたりなくなっていたからです。警《けい》察《さつ》も消防署《しょうぼうしょ》も、ゴミの収集《しゅうしゅう》も人手不足で、正常《せいじょう》に機能《きのう》しなくなっていました。小さな商店も臨時《りんじ》休業に追いこまれ、その年の秋には、毎年、市民が楽しみにしていたサーカスの巡業《じゅんぎょう》も中止となってしまいました。

まさに歴史上最悪といえるほどの死の六か月間でした。そのあいだに、世界で二〇億人近い人が、このインフルエンザにかかったとされています。これは、当時の地球上に住むほぼ全員がかかっていたことを意味します。

このインフルエンザによって、どれだけの人が亡《な》くなったか、正確《せいかく》な数はだれにもわかりません。科学者の推定《すいてい》では、このインフルエンザ、あるいは、それにともなう肺炎《はいえん》で二〇〇〇万～四〇〇〇万人（五〇〇〇万～一億人という説もあります）が命を落としたとされています。

アラスカやサモア、ニュージーランドでは、ほんの数日で町がほとんど全滅《ぜんめつ》に近い状態《じょうたい》になったところもありました。インフルエンザによって亡《な》くなった人の数は、この年の一〇月だけで、ＨＩＶ（エイズウイルス）が出現《しゅつげん》して最初の一〇年間にエイズで亡《な》くなった人の数をこえています。

ところが、その翌年《よくねん》、一九一九年の春の終わりには、このウイルスは、いつの間《ま》に

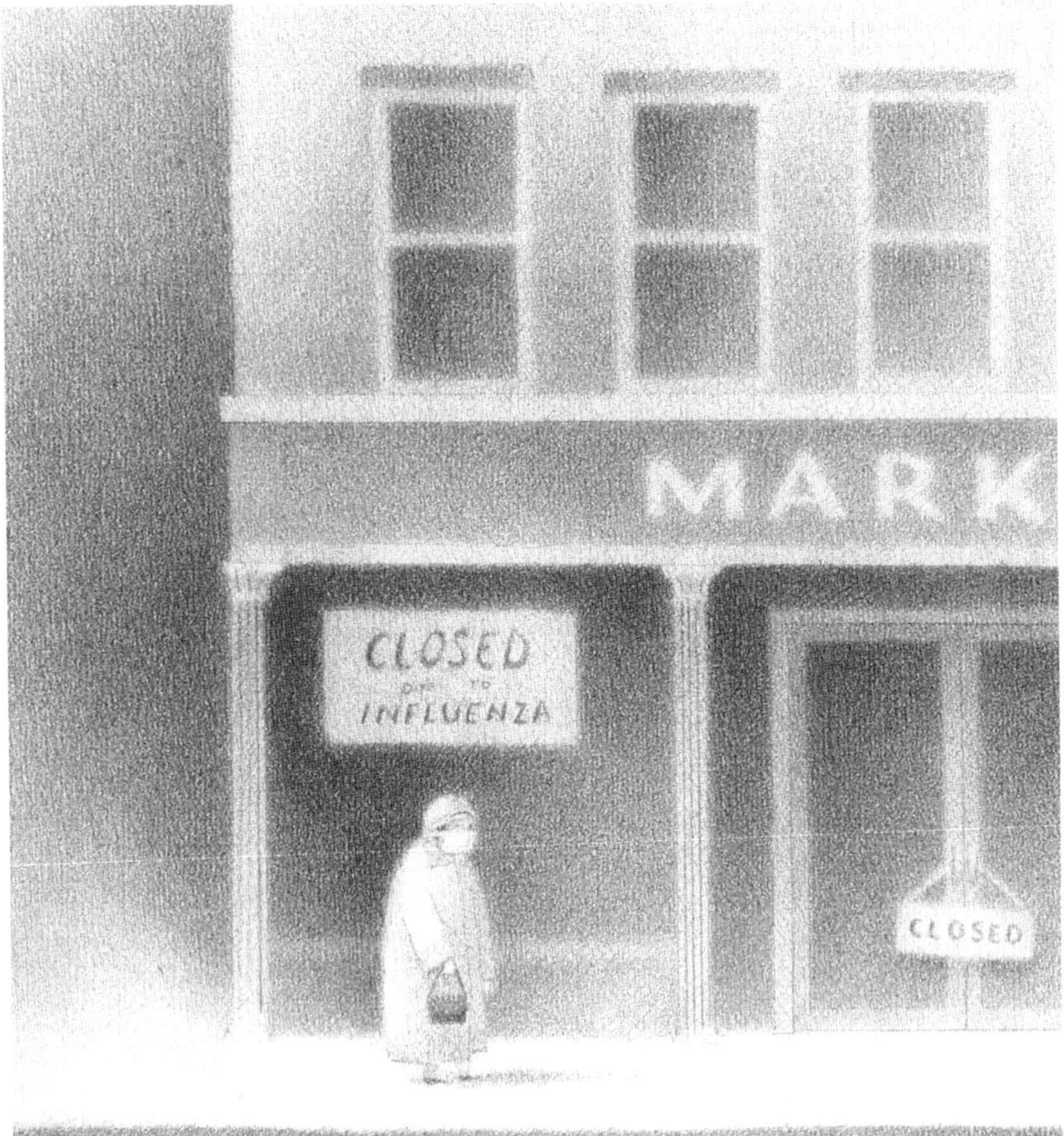

人通りが少なくなり、さびしくなった街角。商店はしめられ、その前をマスクをかけた人が歩いています。ショーウインドウには、「インフルエンザのため休業中」というはり紙が見えます。

か消え去ってしまいました。なにがこのスペイン・インフルエンザをひき起こしていたのか、だれにもわからないうちに……。

科学者たちには、どうしても、消え去ったウイルスを探《さが》しだす必要がありました。科学者にとっては、非常《ひじょう》に重要な命題《めいだい》がつきつけられており、そのこたえを解《と》き明かさなければならないからです。

なにが一九一八年のインフルエンザを、こんなにも致死的《ちしてき》なものにしたのか？　このインフルエンザのパンデミックは、また起きるのか？

そのこたえを求めて行動が開始されました。

こたえを求めて

流行が始まるとすぐに、インフルエンザのなぞを解《と》き明かそうとする競争が始まりました。

当時、科学者たちはすでに、すべての伝染病《でんせんびょう》(人から人にうつる病気)は、微生物《びせいぶつ》によってひき起こされると考えていました。この場合の微生物《びせいぶつ》とは、顕微鏡《けんびきょう》の下ではじめて目にすることのできる、一個《こ》の細胞《さいぼう》からできた非常《ひじょう》に小さな生命体をいいます。それぞれの伝染病《でんせんびょう》は、その病気特有の一種類の微生物《びせいぶつ》だけによってひき起こされるということもわかっていました。

では、あの致死的《ちしてき》なインフルエンザをひき起こしたのは、いったい、どんな微生物《びせいぶつ》だったのでしょうか?

科学者たちは、たとえていえば、連続放火事件《じけん》によって被害《ひがい》を受けた町の警察官《けいさつかん》のようでした。犯人《はんにん》をつかまえるまでは、警察官《けいさつかん》は市民に安全な暮《く》らしを約束できません。犯人《はんにん》の微生物《びせいぶつ》を探《さが》しだすために、科学者たちは必死でした。

一九一八年一一月、アメリカ海軍は、マサチューセッツ州ディーア島のキャンプで原因《げんいん》究明のための任務《にんむ》を開始します。

海軍は、まず、キャンプ内の刑務所《けいむしょ》に入れられていた六八人の水兵に対し、ボランティアとして、彼《かれ》らの命をあずけてくれるよう説得することから始めます。海軍は、もし実験に参加してくれるなら自由の身にすると、彼《かれ》らに約束したのでした。海軍は、インフルエンザが人から人に感染《かんせん》するときに、その病原体がどこにかくれているかを調べようとしていました。囚人《しゅうじん》にインフルエンザ患者《かんじゃ》の血や痰《たん》を注射《ちゅうしゃ》したり、インフルエンザ患者《かんじゃ》と握手《あくしゅ》や会話をさせるなどの実験をおこないました。せきをしている患《かん》者《じゃ》の口元に顔を近づけさせたりもしています。

しかし、結局、海軍は、この正体《しょうたい》不明のインフルエンザの病原体の隠《かく》れ家《が》をみつけることはできませんでした。なんと、実験に参加した水兵のボランティアは、だれひとりとしてインフルエンザにかからなかったのです。

海軍は、サンフランシスコでも同じような実験をおこないました。科学者たちは、そこの訓練キャンプの水兵五〇人にボランティアをたのみ、彼《かれ》らにインフルエンザ患《かん》者《じゃ》からとったさまざまな材料を接種《せっしゅ》したのです。やはり、結果は同じでした。インフルエンザにかかった人はだれもいなかったのです。

おどろくべきことなのですが、陸軍でインフルエンザが、まるで人ごみのなかでバットをふりまわすように、手あたりしだいに兵士を病院送りにしているときでも、海軍の実験対象となった人たちは、だれひとりインフルエンザにかからなかったのです。

科学者たちは、さらにインフルエンザの犠牲者《ぎせいしゃ》のノドや気管や肺《はい》を調べて、インフルエンザの原因《げんいん》になりそうな、うたがわしい細菌《さいきん》を探《さが》しました。すると、たくさんの種類の細菌《さいきん》がみつかりました。それらのうちのいくつかは、肺炎《はいえん》や連鎖《れんさ》球菌《きゅうきん》性《せい》咽頭炎《いんとうえん》といったむずかしい名前の病気と関係しているものでした。また、ほかにもふしぎな細菌《さいきん》がいくつもみつかりました。それらのいずれかが、このインフルエンザをひき起こしたのでしょうか？

みつかったすべての細菌《さいきん》がくわしく調べられましたが、どの細菌《さいきん》も、健康な人にインフルエンザをひき起こすようなものではありませんでした。インフルエンザの犠牲《ぎせい》者《しゃ》のノドや肺《はい》に存在《そんざい》していた微生物《びせいぶつ》は、インフルエンザの襲撃《しゅうげき》のあとにやってきたようにも見えます。これらの細菌《さいきん》の群《む》れは、まるで、最初の侵入者《しんにゅうしゃ》のあとからおそってくる略奪者《りゃくだつしゃ》のようでした。

何人かの科学者たちは、心の奥底《おくそこ》に大きな疑問《ぎもん》を感じました。もしかしたら、このインフルエンザをひき起こした病原体は、患者《かんじゃ》が亡《な》くなる前にどこかにいってしまったのではないか？　すばやく患者《かんじゃ》のからだをいためつけると、すぐにそこをはなれてしまい、亡《な》くなった患者《かんじゃ》が解剖《かいぼう》されるときには、もはや消え去っているのではないか？　あるいは、もしかしたらインフルエンザは、ウイルスによってひき起こされるのではないか？

このウイルスとは、当時の顕微鏡《けんびきょう》では見えないほど、小さな病原体を意味していました。

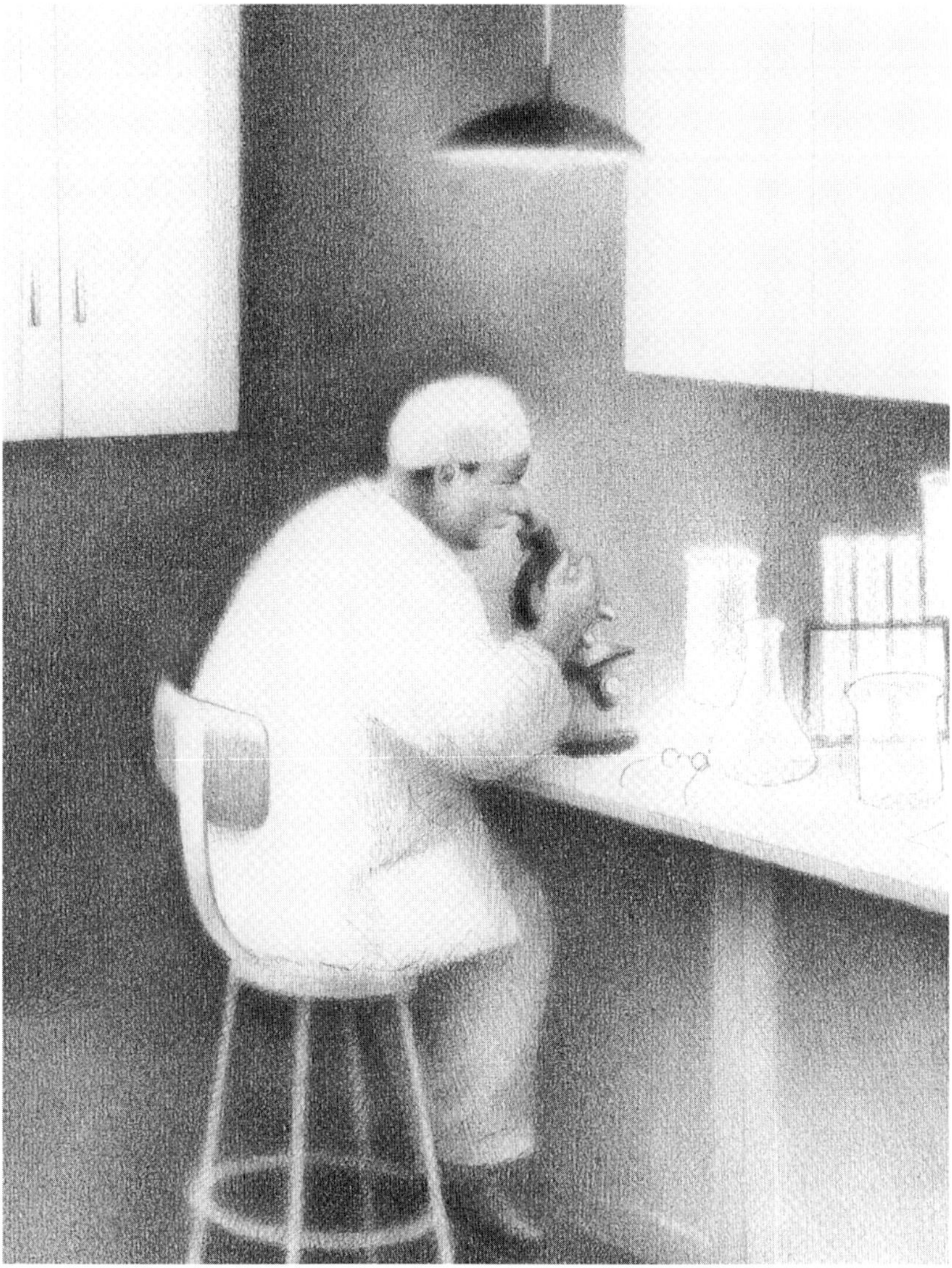

インフルエンザの病原体をみつけだそうとねらっていた科学者たちは、自分が発見したことを証明《しょうめい》するために、つぎの一連の条件《じょうけん》を満足させる必要がありました。

第一に、発見した微生物《びせいぶつ》と同じものをインフルエンザの感染《かんせん》部位でみつけだし、そこから、それを分離《ぶんり》しなければなりません（微生物学《びせいぶつがく》の分野では、「分離《ぶんり》」ということばは、材料となるもののなかから、ある微生物《びせいぶつ》だけを生きたままでとりだす作業のことをいいます）。

第二に、分離《ぶんり》した微生物《びせいぶつ》を、患者《かんじゃ》の体外、つまり実験室内で増殖《ぞうしょく》させることができなくてはなりません。

第三に、増殖《ぞうしょく》させた微生物《びせいぶつ》を使って、健康な人のからだにインフルエンザの症状《しょうじょう》が起きることを示《しめ》す必要があります。

最後に、そうやって実験的につくられたインフルエンザ患者《かんじゃ》のからだから、その微《び》生物《せいぶつ》がふたたび分離《ぶんり》されなければなりません。

しかし、一九三〇年代に入るまで、科学者は、こういったすべての条件《じょうけん》を満足させることはできませんでした。

一九三三年冬、イギリスでは比較的症状《ひかくてきしょうじょう》が軽いインフルエンザが流行していました。ウィルソン・スミス、C・H・アンドリュー、P・P・レイドローの三人の科学者たちは、なんらかのウイルスがその原因《げんいん》ではないかと考えます。彼《かれ》らは、ウイルスについてはあまりくわしくありませんでしたが、ウイルスが細菌《さいきん》よりもずっと小さくて、病気をひき起こす能力《のうりょく》をもっていることだけは知っていました。

彼《かれ》らは、自分たちの考えを確認《かくにん》するために、インフルエンザの症状《しょうじょう》を訴《うった》え始めたばかりの患者《かんじゃ》のノドから粘液《ねんえき》を採取《さいしゅ》し、それを一個《こ》の細菌《さいきん》さえ通りぬけられないほど目のこまかなフィルターを通過《つうか》させ、もはや細菌《さいきん》すらふくまれていないはずの液体《えきたい》を、自分たちの研究室で飼《か》っているさまざまな種類の健康な動物の鼻に接種《せっしゅ》していきました。しかし、病気になった動物は、まったくいませんでした。

最後に接種《せっしゅ》したのは、フェレットというイタチ科の動物でした。すると、まるで止まっていた機械にスイッチが入れられたような変化が起き始めます。フェレットの鼻から、鼻水が流れだしてきたのです。しかも、動きは弱よわしくなり、うずくまって、高い熱もでていました。ついに、インフルエンザにかかったのです！

しかし、フェレットは人間ではありません。この目に見えないウイルスは、はたして、健康な人間にも感染《かんせん》するのでしょうか？

その数年後、こたえはあきらかにされます。

インフルエンザの感染《かんせん》は、最初のフェレットから、つぎの新たな世代のフェレットへと受けつがれ、一九三六年の時点でも、感染《かんせん》のリレーは続けられていました。そして、かぞえて一九六代目のフェレットのときのことです。実験中の細菌学者《さいきんがくしゃ》C・H・スチュワート・ハリスの顔に、フェレットのくしゃみがかかってしまいました。すると、その二日後、彼《かれ》のからだにインフルエンザの症状《しょうじょう》が出始めたのです。

スミス、アンドリュー、レイドローたち三人によって、まず、インフルエンザの病原体の隠《かく》れ家《が》が発見されました。彼《かれ》らは、インフルエンザにかかって間《ま》もない患者《かんじゃ》の呼吸器《こきゅうき》の分泌液《ぶんぴつえき》から、自分たちがインフルエンザの原因《げんいん》ではないかと目ぼしをつけた微生物《びせいぶつ》の分離《ぶんり》に成功したのです。そしてとうとう、その微生物《びせいぶつ》によって健康な人がインフルエンザにかかることが、スチュワート・ハリスによって証明《しょうめい》されたのです。

たしかに彼《かれ》らは、当時、自分たちが存在《そんざい》をあきらかにしたウイルスを実際《じっさい》に、その目で見たわけではないし、感染者《かんせんしゃ》のからだの外でウイルスを培養《ばいよう》し、ふやすこともできていませんでした。それでも、この発見は非常《ひじょう》に大きな進歩でした。インフルエンザがウイルスによってひき起こされることが、はじめて証明《しょうめい》されたのです。

ただし、彼《かれ》らが証明《しょうめい》したウイルスは、一九三三年に流行した、症状《しょうじょう》の軽いインフルエンザのウイルスでした。

それでは、あの一九一八年のウイルスは、いったい、どこへいってしまったのでしょうか？　なぜ、一九一八年のウイルスは致死的《ちしてき》で、一九三三年のウイルスはそうでなかったのでしょうか？

これらのなぞを解《と》く手はじめとして、科学者は、自分たちに、さらに大きな問いかけをしなければなりませんでした。

ウイルスとは、なんだろう？

ストップ！　これから、わたしの分身をたくさんつくるんです！

ウイルスのしくみは、地球上にすむどんな生命体とも異《こと》なっています。

まず、ウイルスは、かわった形をしていて、信じられないくらい小さいのです。たとえば、インフルエンザウイルスは、丸くて周囲にクリのいがのようなトゲがいっぱいついていて、何百万個《こ》もが集まって、やっと細胞《さいぼう》一個《こ》の大きさにしかならないほどです。しかも、その一個《こ》の細胞《さいぼう》の大きさといえば、この文章の最後についている「。」よりも、はるかに小さいのです。

ウイルスの研究をしている科学者たちも、一九三〇年代になって電子顕微鏡《けんびきょう》が発明されるまでは、その姿《すがた》を見ることすらできませんでした。

ウイルスは、わたしたちが知っている生命体のなかで唯一《ゆいいつ》、食べも飲みも息もせず、排泄《はいせつ》もしない生命体です。ウイルスは、自分自身の力で増殖《ぞうしょく》することもできないし、移動《いどう》したりすることもありません。ウイルスが生きのびていくためには、ウイルス自身が、感染《かんせん》した人から、まだ感染《かんせん》していないほかの人へと、どうにかして移動《いどう》していかなければなりません。

それでは、どのようにしてウイルスは、人のからだのなかに入りこみ、わるさをするのでしょうか？

インフルエンザウイルスは、患者《かんじゃ》のノドや鼻の粘液《ねんえき》からできた小さな水滴《すいてき》（しぶき）に乗って移動《いどう》します。インフルエンザにかかった人が一回のくしゃみで吹《ふ》きだす水滴《すいてき》は、七〜八メートル先まで飛んでいき、それにともなって、何千個《こ》という数のウイルスの粒子《りゅうし》が空気中にはきだされるのです。

ひとりのインフルエンザ患者《かんじゃ》のまわりには、ウイルスに汚染《おせん》された目に見えない雲ができます。だれかが、ひとたびその雲のなかに足をふみ入れて呼吸《こきゅう》をすると、からだのなかにウイルスをとりこんでしまうことになるのです。

ウイルスにはたくさんの種類がありますが、それぞれのウイルスは、感染《かんせん》する相手のからだのなかの特定の細胞《さいぼう》を標的にします。神経系《しんけいけい》の細胞《さいぼう》に好《この》んで感染《かんせん》するウイルスの仲間《なかま》もあれば、皮膚《ひふ》や筋肉《きんにく》や骨《ほね》の細胞《さいぼう》に好《この》んで感染《かんせん》するウイルスの仲間《なかま》もあります。

インフルエンザウイルスの場合は、上皮系細胞《じょうひけいさいぼう》という種類の細胞《さいぼう》に感染《かんせん》していきます。この細胞《さいぼう》は、人間のノドや気管や肺《はい》などといった呼吸器《こきゅう》官の、空気に接《せっ》する表面部分にならんでいるものです。インフルエンザウイルスで汚染《おせん》された空気を吸《す》いこんだとき、何千個《こ》ものウイルス粒子《りゅうし》が呼吸器《こきゅう》官の上皮系細胞《じょうひけいさいぼう》にふれなが

くしゃみのときにでる水滴《すいてき》（しぶき）のようす

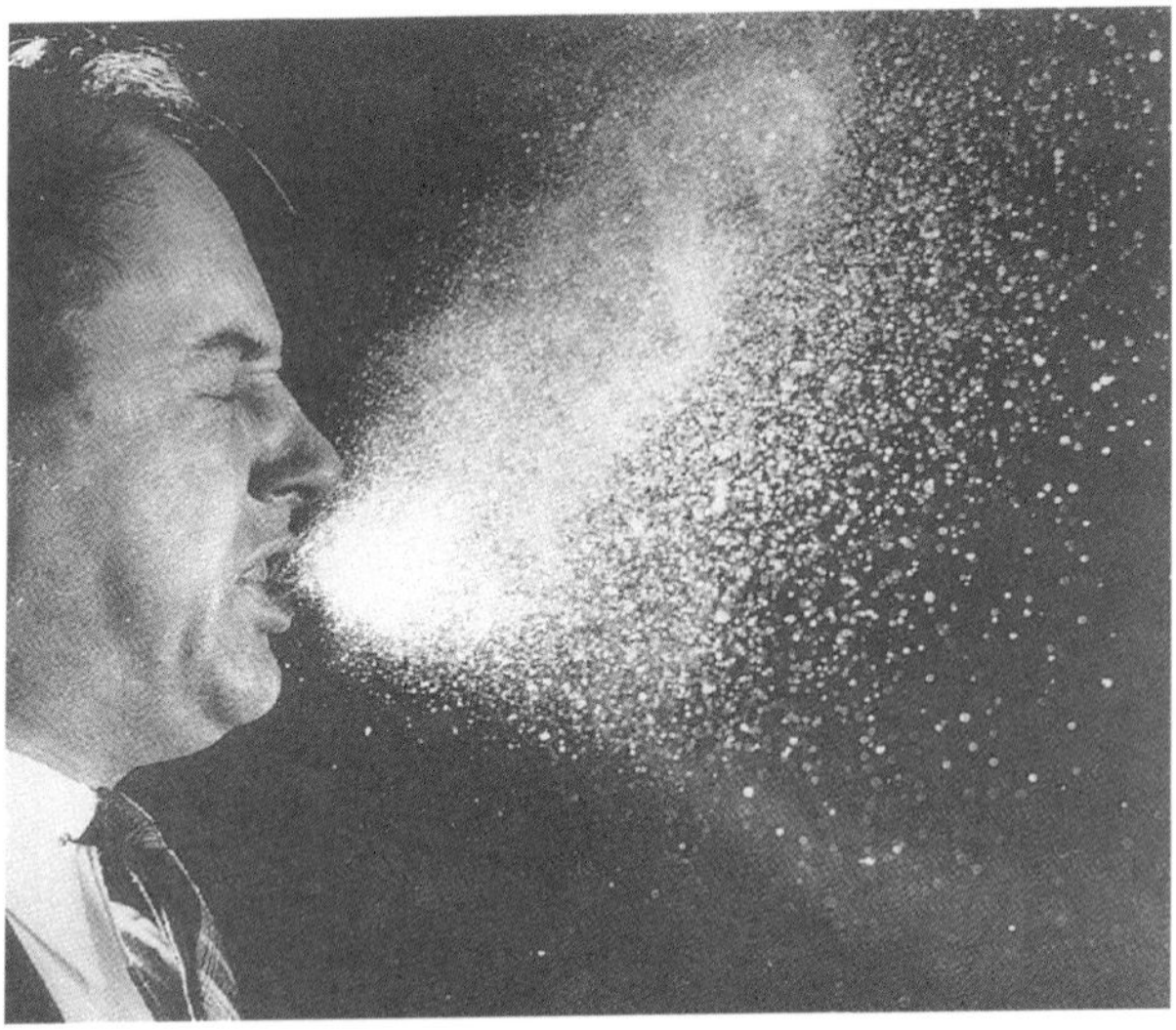

これは、くしゃみ直後の一瞬《いっしゅん》のようすを高速度カメラで撮影《さつえい》したものです。水滴《すいてき》は、写真《しゃしん》にうつっていない数メートル先まで飛んでいます。

ら通過《つうか》していくことになります。

しかし、インフルエンザ研究の専門家《せんもんか》であるニューヨークのマウント・サイナイ医科大学のピーター・パリーゼ博士は、つぎのように言っています。

「このような感染《かんせん》のしかたは、それほど効率《こうりつ》の良いものではありません。何百個《こ》ものウイルスがからだのなかに入りこんだとしても、実際《じっさい》に細胞《さいぼう》のなかに入りこめるのは、たった一個《こ》ぐらいなのです。インフルエンザウイルスの感染《かんせん》のしかたは、一個《こ》のウイルスが一個《こ》の細胞《さいぼう》に感染《かんせん》するといったものではなく、からだのなかに入りこんだウイルスのほとんどは感染《かんせん》できずに終わるのです。」

ひとたびインフルエンザウイルスが細胞《さいぼう》にくっつくと――細胞《さいぼう》は、ウイルスの何千倍もの大きさなのですが――細胞《さいぼう》は、ウイルスを自分自身のなかにひきこんでしまいます。

ほかのウイルスもみんな同じですが、インフルエンザウイルス自身は、自分とまったく同じものをたくさんつくりあげるための設計《せっけい》図《ず》が入ったカプセルのようなものです。そのトゲだらけのコートの下には、RNAとよばれる化学物質《ぶっしつ》分子がつながって、長い鎖《くさり》のようになった八本のひも状《じょう》の遺伝《いでん》子《し》があります。RNAとは、リボ核《かく》酸《さん》（ribonucleic acid）という化学用語の省略形《しょうりゃくけい》ですが、このRNAが、細胞《さいぼう》に対して、ある種の情報《じょうほう》をあたえるのです。インフルエンザウイルスのRNAは、ウイルスが細胞《さいぼう》のなかに入ったあと、ウイルス粒子《りゅうし》のなかからでて、細胞《さいぼう》の核《かく》のなかに入り

インフルエンザウイルスとその遺伝子《いでんし》

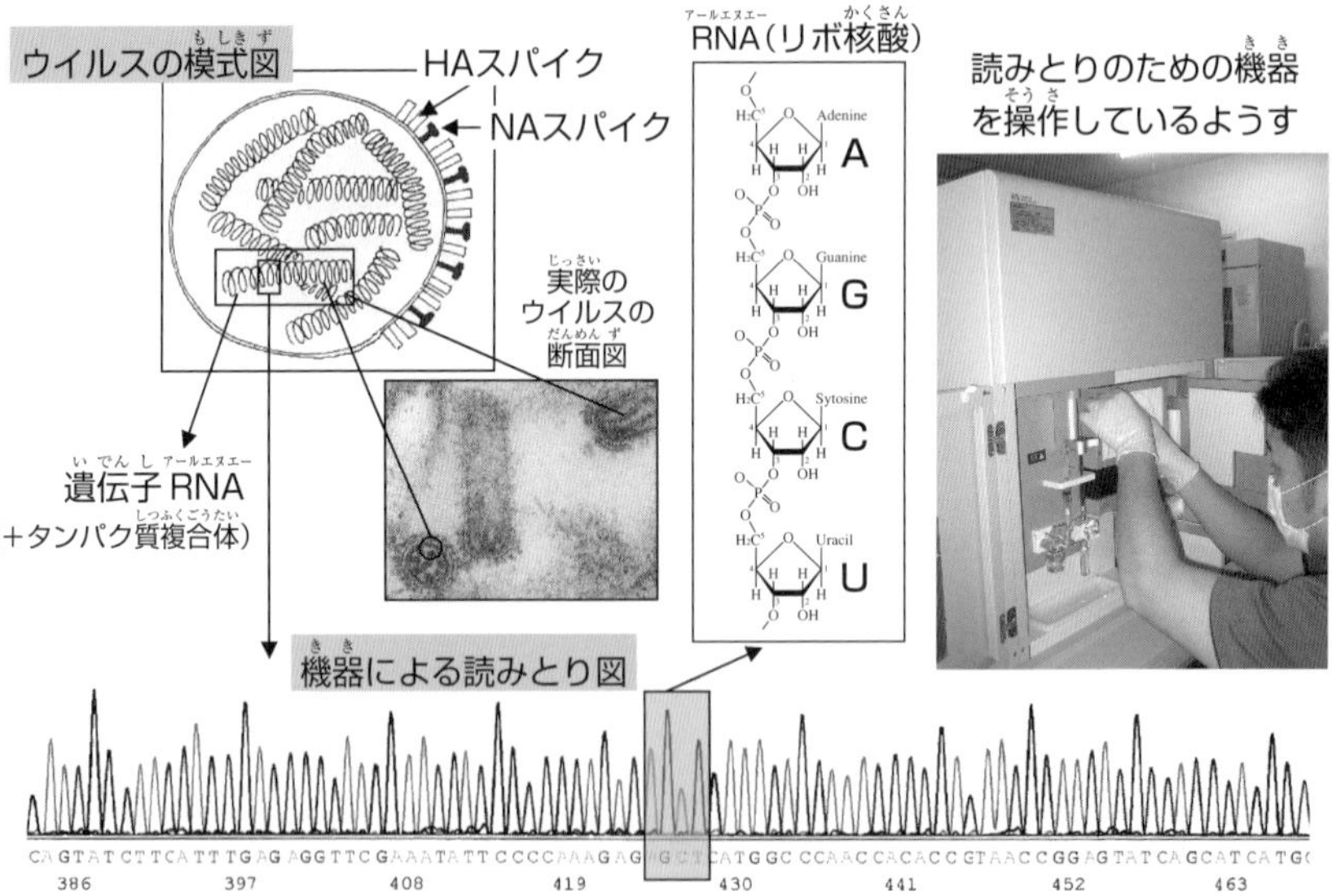

RNA《アールエヌエー》（リボ核酸《かくさん》）は、この図のように4種類のアルファベットであらわされる塩基《えんき》という物質《ぶっしつ》によって遺伝情報《いでんじょうほう》をになっています。なお、ここに示《しめ》された番号は先頭からの位置を意味します（注：ただし、ここではUがTの表示《ひょうじ》になっています）。

写真提供：国立病院機構仙台医療センター臨床研究部ウイルスセンター

こんでいき、その細胞《さいぼう》につぎのような命令をするのです。

「いましていることはやめて！　これから、わたしの分身をたくさんつくるんです！」

細胞《さいぼう》は、この命令にそむくことはできません。細胞《さいぼう》の核《かく》は、この新たな命令にしたがって、より多くのインフルエンザウイルスをつくりだす工場になってしまうのです。

こうしてつくられた新しいウイルス粒子《りゅうし》は、最終的に、この細胞《さいぼう》の表面からとびだし、近くの上皮系細胞《じょうひけいさいぼう》に感染《かんせん》します。わたしたちがインフルエンザにかかったときに気分が悪くなり始めるのは、まさにこのころです。しかし、実際《じっさい》に「インフルエンザにかかった」ということを症状《しょうじょう》として実感するのは、ウイルスによる細胞《さいぼう》への侵入《しんにゅう》そのものではありません。症状《しょうじょう》のほとんどは、ウイルスの侵入《しんにゅう》に対して、人のからだが反応《はんのう》している結果なのです。

ノドの痛《いた》みは、感染《かんせん》があった場所に起こる炎症反応《えんしょうはんのう》によるものですし、せきやくしゃみは、からだが無意識《むいしき》にこの侵入者《しんにゅうしゃ》を追いだそうとしている運動です。筋肉《きんにく》の痛《いた》みは、破壊《はかい》された上皮系細胞《じょうひけいさいぼう》からでたある種の化学物質《ぶっしつ》が血流に乗って全身に運ばれ、それによってひき起こされます。

からだは、ほかの化学物質《ぶっしつ》を出して体温をあげたりもします。熱がでると、多くの人が苦しい思いをすることになりますが、じつは、この発熱は、インフルエンザウイルスを破壊《はかい》するのに役立っているのです（訳者注《やくしゃちゅう》２）。また、発熱は、血液《けつえき》の流れをよくするはたらきもしますが、その結果、からだを守るはたらきをする細胞《さいぼう》の一部が、ウイルスとの戦いの場に運ばれやすくなります。

もし、すべてがうまくいけば、インフルエンザにかかったとしても、ふつうは二、三日ほど学校を休めば治《なお》ります。

ところが、一九一八年に流行したインフルエンザの場合、まったく健康だった何百万人もの若者《わかもの》たちが命を落としたのです。そのときのインフルエンザは、ほかのインフルエンザとは、どこがちがっていたのでしょうか？　でも、どのように……？

この問いにこたえるただひとつの方法は、実際《じっさい》に、一九一八年のインフルエンザウイルスをみつけだすことでした。

訳者注《やくしゃちゅう》2…インフルエンザウイルスは、発熱に相当する38℃以上の高温条件《じょうけん》で極端《きょくたん》に増殖力《ぞうしょくりょく》が低下します。

アラスカ

一九五一年、ある科学者のグループがアラスカで、遺体《いたい》を掘《ほ》りだす作業をしていました。北極圏《ほっきょくけん》に住んでいてインフルエンザの犠牲《ぎせい》となった人の肺《はい》のなかに凍《こお》ったまま保存《ほぞん》されている、一九一八年のインフルエンザウイルスを探《さが》しだそうとしていたのです。彼《かれ》らは、探《さが》しだしたウイルスをアイオワ州にある自分たちの実験室にもち帰って研究し、もしも、このウイルスによるインフルエンザがふたたび人類をおそってきたときに備《そな》えて、あらかじめ、治療法《ちりょうほう》や予防法《よぼうほう》を開発しておきたいと考えていました。

そのグループのメンバーのひとり、ヨハン・ハルティン博士は、この計画が始まったいきさつを語ってくれました。

彼《かれ》はスウェーデンからやってきた学生で、当時、アイオワにある大学の大学院で微《び》生物学《せいぶつがく》を学んでいました。そこで一九一八年のインフルエンザについての講義《こうぎ》を受け、このインフルエンザについて、当時の科学者たちがさまざまな推測《すいそく》をしている一方で、実際《じっさい》のところは、なにもわかっていないことを知ったのでした。

講義《こうぎ》をした先生は、もっとよく知るためには、一九一八年のウイルスがかくれている場所をつきとめ、みつけだして調べる必要があると説明しました。また、永久凍土《えいきゅうとうど》とよばれる永遠《えいえん》に凍《こお》った土地に埋葬《まいそう》されている人の肺《はい》のなかに、一九一八年のウイルスが凍《こお》ったままの状態《じょうたい》で存在《そんざい》しているかもしれないという大きなヒントもあたえてくれ、さらに、永久凍土《えいきゅうとうど》があるのは、北半球のアラスカ、ロシア、スカンジナビアなどであることも教えてくれました。

講義《こうぎ》のあと、ハルティンは、すぐに自分の指導教授《しどうきょうじゅ》、アルバート・マッキーに会いにいき、アラスカでインフルエンザの犠牲者《ぎせいしゃ》を探《さが》しだすことを、自分の大学院での研究の一部として認《みと》めてくれるように願いでました。教授《きょうじゅ》は許可《きょか》してくれました。

アラスカについて、ハルティンには、多少の知識《ちしき》と経験《けいけん》がありました。これに先立つ一九四九年、ある古生物学者の助手として、彼《かれ》はアラスカを訪《おとず》れており、そこで大昔のウマの骨《ほね》の化石を探《さが》した経験《けいけん》があったのです。今度のアラスカ行きでは、やはり古生物学者のオットー・ガイストが、お目つけ役として指名されました。ガイストなら、ハルティンがインフルエンザの犠牲者《ぎせいしゃ》たちを埋葬《まいそう》場所から掘《ほ》りだすのを、うまく助けてくれるだろうという配慮《はいりょ》からです。ハルティンは、すぐにガイストと連絡《れんらく》をとりました。

ガイストがハルティンを現地《げんち》のキリスト教宣教師《せんきょうし》に紹介《しょうかい》すると、宣教師《せんきょうし》たちは、すぐに一九一八年当時のアラスカの埋葬《まいそう》記録を送ってくれました。その記録には、だれが亡《な》くなったか、なにが原因《げんいん》で亡《な》くなったか、病気になってからどれくらいの期間で亡《な》くなったか、さらに、それらの人がどこに埋《う》められたかが記《しる》されていました。数か月かけて、記録を丹念《たんねん》に調べたのち、ハルティンは、発掘《はっくつ》に最適《さいてき》と思われる三か所をみつけました。

彼《かれ》は当時を思いだして、こう語っています。

「いくらかの資金援助《しきんえんじょ》を受けたわたしは、アラスカにとび、その三か所で墓《はか》を掘《ほ》りかえしてみました。もちろん、そこに住むイヌイットの人たちの許可《きょか》をもらったあとでです。調べてみると、一か所が非常《ひじょう》に良い状態《じょうたい》であることがわかりました。それは、シュ―アード半島にあるテラー・ミッションという場所です。遺体《いたい》は凍《こお》っていて、わたしたちの目的にぴったりのようでした。」

マッキーは、病理学者のジャック・レイトンをともなって、アンカレッジでハルティンに合流しました。病理学者とは、病気の原因《げんいん》とその影響《えいきょう》を研究する科学者のことです。

ところが、ハルティン、ガイスト、マッキー、レイトンの四人のチームは、ここで最初の難問《なんもん》に直面してしまいます。彼《かれ》らの計画では、墓《はか》から掘《ほ》り起こして採取《さいしゅ》した遺《い》体《たい》の組織《そしき》の一部を、凍結《とうけつ》した二酸化炭素《にさんかたんそ》（「ドライアイス」というほうがわかりやすいかもしれません）によって、凍《こお》らせたまま保存《ほぞん》するはずでした。

それについてハルティンは、つぎのように言っています。

「計画は、予定よりも大幅《おおはば》に遅《おく》れていました。そのため、アイオワからもってきたドライアイスは、蒸発《じょうはつ》してなくなってしまっていたのです。現地《げんち》では、ドライアイスを調達できないことから、この調査旅行《ちょうさ》そのものが、まさに風前のともし火のようでした。わたしたちは、アンカレッジの地べたにすわりながら、なにか良い方法がないものかと話しあっていました。そのときです。わたしは名案を思いつきました。ドライアイス！　ドライアイス！　あるじゃないか！　消火器のなかの白い粉は、まさにドライアイスじゃないか！」（訳者注《やくしゃちゅう》3）

四人は、すぐさまタクシーに乗り、消火器を求めてアンカレッジ市内を走りまわり、ありったけの消火器を買いしめます。それから、やっとのことで経由地《けいゆち》ノームにむけて出発したのでした。

飛行機のなかで彼《かれ》らは、この仕事でまちがいをおかしてしまった場合、どのような結果をまねくかを想像《そうぞう》し、不安になりました。もし、自分たちのだれかが、一九一八年のウイルスにあやまって感染《かんせん》してしまったら……。

このインフルエンザと戦うすべはまだないのに、ウイルスがなにかの理由でもれだし、世界中にひろまってしまったら……。自分たちが、新たなパンデミックをひき起こしてしまう可能性《かのうせい》もあるのです。

一九一八年当時、インフルエンザは、文明から遠くはなれたアラスカの辺境《へんきょう》に住んでいるイヌイットたちにも情《なさ》け容赦《ようしゃ》なくおそいかかっていました。ハルティンたちのめざすテラー・ミッションの村でも、インフルエンザが入りこんでわずか一週間で、八〇人の村人のうち、七二人の命をうばっています。のこされた人たちが遺体《いたい》を埋葬《まいそう》するためには、近くの砦《とりで》に駐屯《ちゅうとん》していた兵士たちにたのんで、凍《こお》った地面を打ちやぶり、土を掘《ほ》り起こしてもらわなければなりませんでした。大きな溝《みぞ》が墓《はか》として掘《ほ》られ、遺体《いたい》が、その溝《みぞ》のなかにひとまとめにならべて埋葬《まいそう》され、それぞれの遺体《いたい》の端《はし》に十字架《じゅうじか》が立てられました。全部で一九ある墓《はか》は、いずれも深さ約一・八メートル。凍土層《とうどそう》が始まるところから九〇センチほど深いところまで掘《ほ》られていました。

この凍土層《とうどそう》より上は、毎年夏になると地中の氷がとけます。そのため、もし、この層《そう》よりも上のほうに埋葬《まいそう》されていたら、遺体《いたい》は、氷がとけるたびに地表に向かって浮《う》き上がり、移動《いどう》していくことになります。一方、凍土層《とうどそう》の下にある土は、ふつうは一年を通して凍《こお》ったままです。

この深いところの土は永久凍土《えいきゅうとうど》とよばれ、おそろしい伝染病《でんせんびょう》で亡《な》くなったイヌイットの人たちを埋葬《まいそう》するのには、もっとも安全な場所だったのです。遺体《いたい》の肺《はい》にインフルエンザウイルスが残っていたとしても、そのウイルスが地上にもどってくるようなことは、まったくないといえます。もちろん、だれかが遺体《いたい》を掘《ほ》りかえし、地上に出さない限《かぎ》りは……。

しかし、これこそがハルティン、ガイスト、マッキー、レイトンたちがやろうとしたことなのです。

ハルティンたち発掘《はっくつ》チームを乗せた小型飛行機は、ノームからテラー・ミッションの村のある入《い》り江《え》まで飛んでいき、入《い》り江《え》をはさんだ教会の対岸に着陸しました。発《はっ》掘《くつ》チームは、セイウチの皮でつくられたイヌイットの捕鯨用《ほげいよう》の小舟《こぶね》をあやつり、入《い》り江《え》を横切りました。上陸したあと、彼《かれ》らは、もってきた解剖《かいぼう》道具と消火器を背負《せお》い、

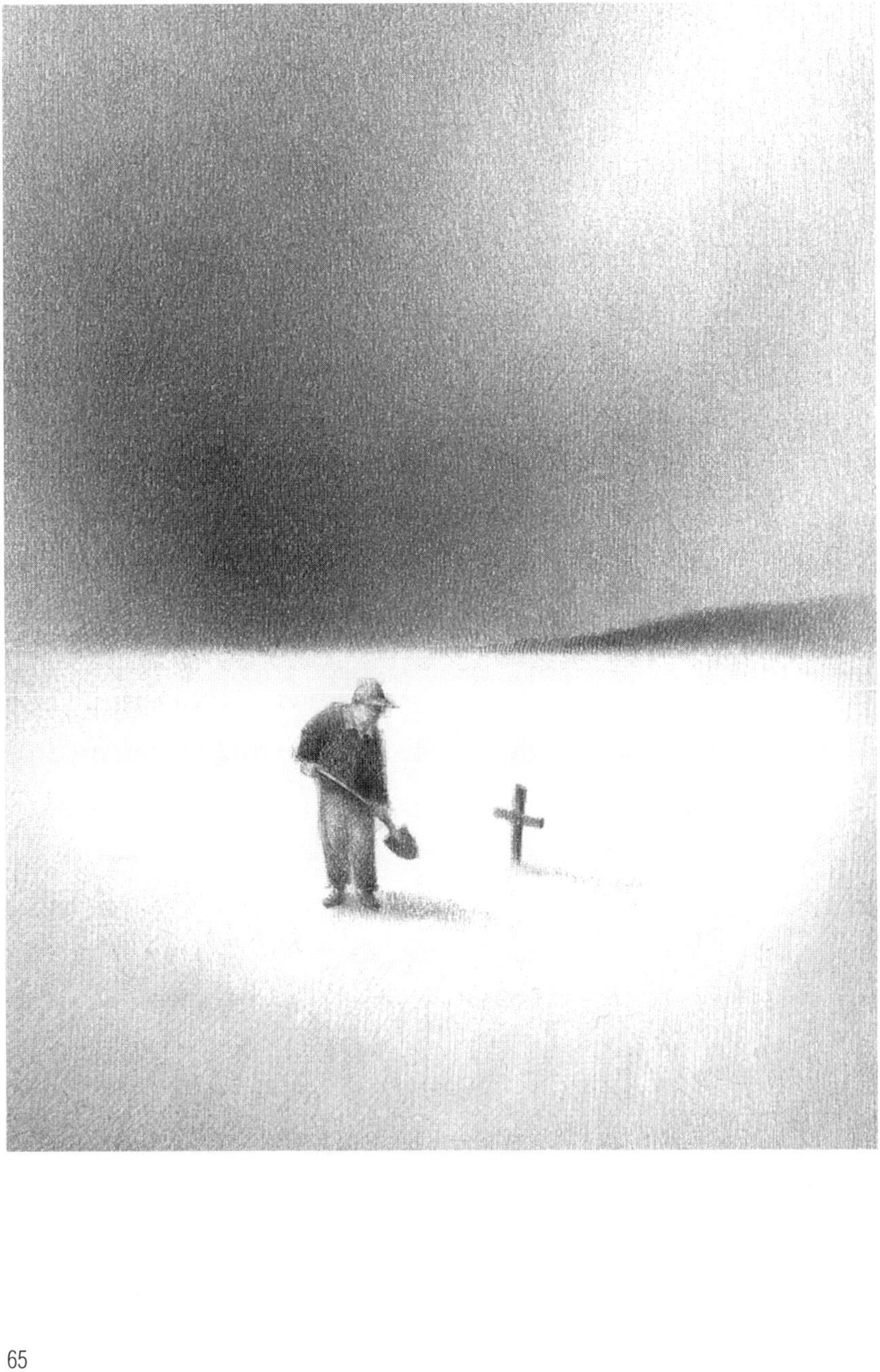

墓《はか》があるところまでの約六・四キロの道のりを、ぬかるむツンドラの上をふみしめるようにゆっくり歩いていきました。
彼《かれ》らは、なにをみつけだすことになるのでしょうか？

当時、一九一八年のインフルエンザの原因《げんいん》となるウイルスはまだみつかっていませんでしたが、科学者たちは、通常《つうじょう》のインフルエンザについては多くの知識《ちしき》をもっていました。ウイルスとはなにか、また、それが年とともに変化することまであきらかにしていました。からだがどのようにして自分自身を感染症《かんせんしょう》から守るかを研究する免疫《めんえき》学《がく》という学問の分野も進んでいました。
この新しい免疫学《めんえきがく》の知識《ちしき》を応用《おうよう》して、もし一九一八年のインフルエンザが再来《さいらい》したとしても、人への感染《かんせん》をくい止めるためのワクチン〔74ページ〕を開発すること。それが発掘《はっくつ》チームの目標でした。

ハルティンたちが一九一八年のインフルエンザウイルスに対するワクチンをつくる

ためには、まず、そのウイルス粒子《りゅうし》をみつけだし、自分たちの実験室までもち帰って、なんとか生きかえらせる必要があります。しかし、もし、一九一八年のウイルスを生きかえらせることが可能《かのう》であったとしても、そうすること自体、かなり危険《きけん》な行為《こうい》といわざるをえませんでした。

それでも彼《かれ》らは、六月二五日、ついに墓《はか》の掘《ほ》りかえしを実行にうつします。眠《ねむ》りから覚《さ》めたウイルスに感染《かんせん》する可能性《かのうせい》を考え、発掘《はっくつ》は、部外者を完全にしめだしておこなわれました。

そのときのことを思いだして、ハルティンは、つぎのように語っています。

「現地《げんち》の人たちには、いま、自分たちがやっているのは非常《ひじょう》に危険《きけん》な作業であり、だれも近づかないようにと伝えました。わたしたちは、みずからを守ろうとしてマスクをかけました。いまでは、マスクがインフルエンザに役立たないことを知っていますが……」(訳者注《やくしゃちゅう》4)

手術用《しゅじゅつよう》の手袋《てぶくろ》をしながら、滅菌《めっきん》消毒した道具を使って、彼《かれ》らは、その場で手術《しゅじゅつ》を開始します。掘《ほ》りだした遺体《いたい》を解剖《かいぼう》し、肺《はい》や腎臓《じんぞう》、脾臓《ひぞう》、それと脳《のう》の一部をサンプルとして切りだしました。そして、切りだした臓器《ぞうき》を魔法瓶《まほうびん》のなかに入れ、さらに、凍《こお》らせたままで保存《ほぞん》しておくために、魔法瓶《まほうびん》のなかに消火器を噴射《ふんしゃ》させました。

そのときです。突然《とつぜん》、北極圏《ほっきょくけん》のはげしい嵐《あらし》があたりに吹《ふ》き荒《あ》れました。湾《わん》のなかでは波が、すでに危険《きけん》なほど高くなっています。乗ってきた小舟《こぶね》で飛行機のある場所までもどることは、もはや不可能《ふかのう》でした。彼《かれ》らは、イヌイットの助けを借りて陸路を進み、やっとの思いで飛行機のところまでたどり着いたのでした。

墓《はか》の掘《ほ》り起こしを開始してから二四時間、きびしい北極の旅を終え、彼《かれ》らはアイオワにむけて、その地をあとにしました。

「シアトルで、アンカレッジで、そして、そのあいだで飛行機が着陸するたびに、わたしは、もっていた魔法瓶《まほうびん》のなかに、消火器から凍結二酸化炭素《とうけつにさんかたんそ》を噴出《ふんしゅつ》させました。そのたびに大きな音がしたものです。そのおかげで、サンプルはしっかりと保存《ほぞん》されていました。ようやくアイオワにたどりついたときも、それらはちゃんと凍《こお》ったままでした。」

当時を思いだしてハルティンは、こう語っています。

郵便はがき

111-0056

恐れ入りますが、切手を貼ってお出しください。

東京都台東区小島1-4-3

金の星社　愛読者係

〒□□□-□□□□ ご住所	
ふりがな お名前	性別　男・女 年齢　　歳
TEL　（　　）	ご職業
e-mail	

●弊社出版目録・お子様へのバースデーカードをさしあげます

★出版目録希望（する・しない）　★新刊案内希望（する・しない）

★バースデーカード希望（する・しない）

おなまえ	西暦　年　月　日生　男・女　歳
おなまえ	西暦　年　月　日生　男・女　歳

★新たに当社の本のご購入がありましたら、下記にご記入ください

書名	本体	円＋税	冊
書名	本体	円＋税	冊

発送はブックモールジャパンに委託しております。送料・手数料は713円です。5,000円以上のお買い上げで送料・手数料無料となります。（お支払は代引きとなります）お急ぎの場合は、直接ご連絡ください。

お問い合わせ先　金の星社／TEL03-3861-1861

般2004

よりよい本づくりをめざして

お手数ですが、あなたのご意見ご感想をおきかせください

1. お買い上げいただいた本のタイトル

（　　　　　　　　　　　　　　　　）

2. この本をお求めになった書店あるいは □プレゼント（間柄　　　　）

市区町村　　　　　書店　　　年　　月　　購入

3. この本をお読みいただいたご感想は？

●内容　1. おもしろい　2. つまらない　3. やさしい　4. むずかしい　5. 読みやすい　6. 読みにくい　7. 感動した　8. ふつう

●表紙のデザイン　1. よい　2. ふつう　3. わるい

●価格　1. 安い　2. ふつう　3. 高い

●ご意見、ご感想をぜひお聞かせください。

4. この本をお知りになったのは？

1. 書店　2. 広告　（新聞　　　雑誌　　　）
3. 図書館　4. 書評　（新聞　　　雑誌　　　）
5. DM・チラシをみて　6. 先生・両親・知人にすすめられて
7. 当社目録をみて　8. その他（　　　　）

5. この本をお求めになった理由は？

1. タイトル　2. テーマ　3. 作家・画家のファン　4. 表紙デザイン
5. 帯にひかれて　6. 広告　7. 書評　8. 人にすすめられて
9. その他（　　　　）

6. 今後読んでみたい作家・画家・テーマは？

7. よくお読みになる新聞・雑誌は？

新聞（　　　　）　雑誌（　　　　）

▼こちらからもアンケートにお答えいただけます。

ご協力ありがとうございました。ご記入いただきましたお客様の個人情報は、下記の目的で使用させていただく場合がございます。

●ご注文書籍の発送、お支払等の確認のご連絡　●弊社新刊・サービスのDM
●チラシ・広告・ポップ等へのご意見・ご感想の掲載　●弊社出版物企画の参考

【個人情報に関するお問い合わせ先】
■金の星社　お客様窓口　電話 03-3861-1861　E-mail usagi1@kinnohoshi.co.jp

金の星社　大人の心に響く本

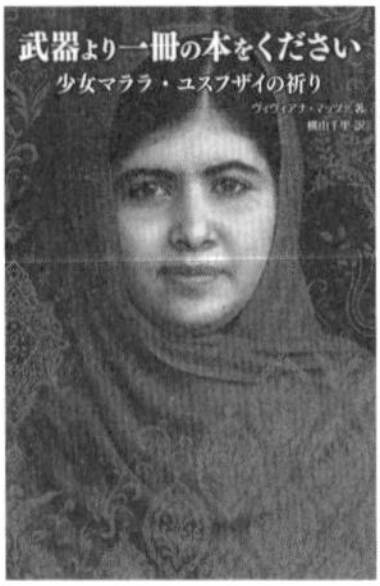

武器より一冊の本をください
少女マララ・ユスフザイの祈り

ヴィヴィアナ・マッツァ 著／横山千里 訳

一人の子ども、一人の教師、一冊の本、一本のペン、それで世界は変えられる。教育のために闘う少女マララ・ユスフザイの物語。

定価（本体 1,400 円＋税）

作品詳細ページ

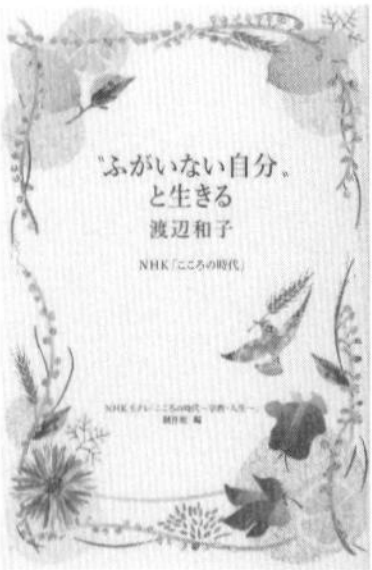

"ふがいない自分"と生きる　渡辺和子
NHK「こころの時代」

NHK Eテレ「こころの時代～宗教・人生～」制作班 編

「ふがいない自分」を認めて、その自分とどうつきあっていくか。よりよく生きていくためのやさしいヒントが満載。

定価（本体 1,100 円＋税）

作品詳細ページ

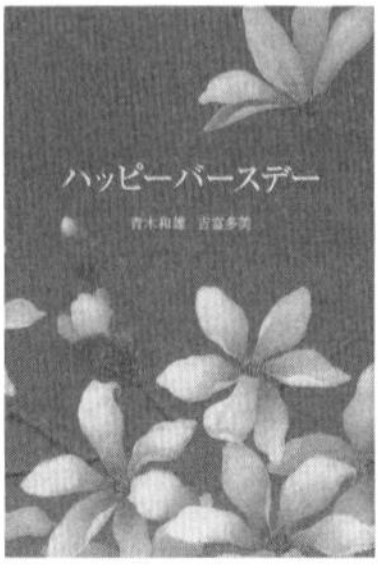

ハッピーバースデー
（文芸書版）

青木和雄 吉富多美 作

娘を愛せず、精神的虐待を加える母・静代。しかし静代の見せかけの鎧は徐々に剥がされていく。愛に餓え、愛を求めて彷徨う母娘の再生の物語。

定価（本体 1,200 円＋税）

作品詳細ページ

アイオワに帰った彼《かれ》らは、ニワトリの発育鶏卵《けいらん》（卵《たまご》のなかで胎児《たいじ》が育っているもの）を使ってウイルスの培養《ばいよう》をこころみます。羊膜腔接種法《ようまくくうせっしゅほう》とよばれるこのやり方は、インフルエンザワクチンをつくるときにウイルスをふやす方法として、いまでもおこなわれています。

まず、ニワトリの胎児《たいじ》をとりかこむティースプーン一杯《ぱい》ぶんくらいの羊水《ようすい》という液《えき》体《たい》がつまった羊膜腔《ようまくくう》とよばれる小さな袋《ふくろ》のなかに、少量のウイルスを注射《ちゅうしゃ》します（訳《やく》者注《しゃちゅう》5）。そして、その卵《たまご》、つまりニワトリの胎児《たいじ》を育てるのです。二～三日たつと、その羊膜腔《ようまくくう》のなかにある羊水《ようすい》のなかには、あたらしいウイルスがたくさんできあがります。それから、卵《たまご》の殻《から》の天井《てんじょう》部分をとりのぞいて、そのふえたウイルス、正確《せいかく》にはウイルスの入った羊水《ようすい》をとりだすのです。

アイオワの科学者チームは、このようにして卵《たまご》でウイルスをふやし、そこからウイルスの回収《かいしゅう》をこころみました。しかし、運は味方をしてくれませんでした。彼《かれ》らは、採取《さいしゅ》してきたサンプルをすりつぶして溶液状態《ようえきじょうたい》にしたものをいろいろとまぜあわせ、

発育鶏卵《はついくけいらん》の構造《こうぞう》とウイルス接種法《せっしゅほう》（羊膜腔接種法《ようまくくうせっしゅほう》）

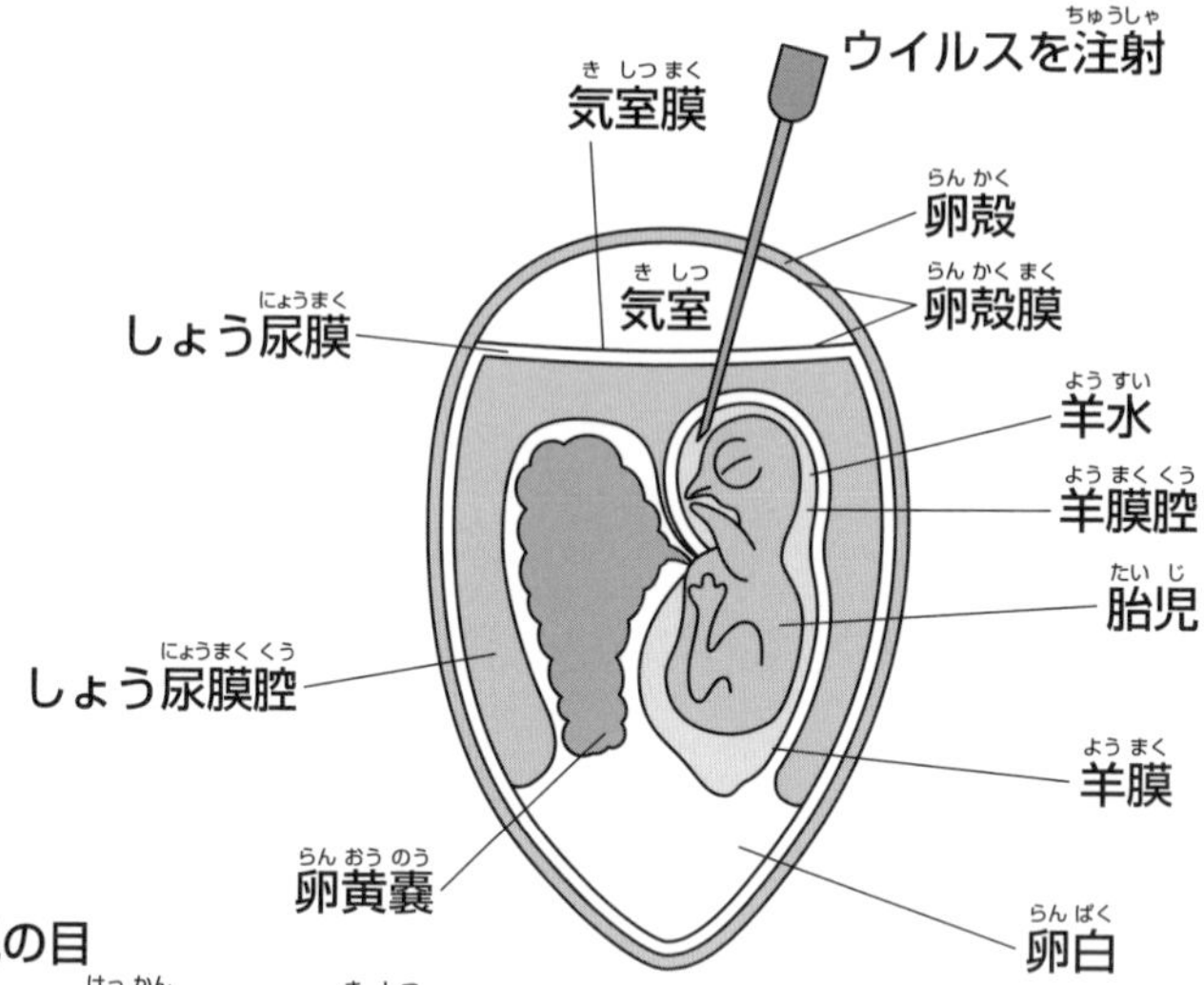

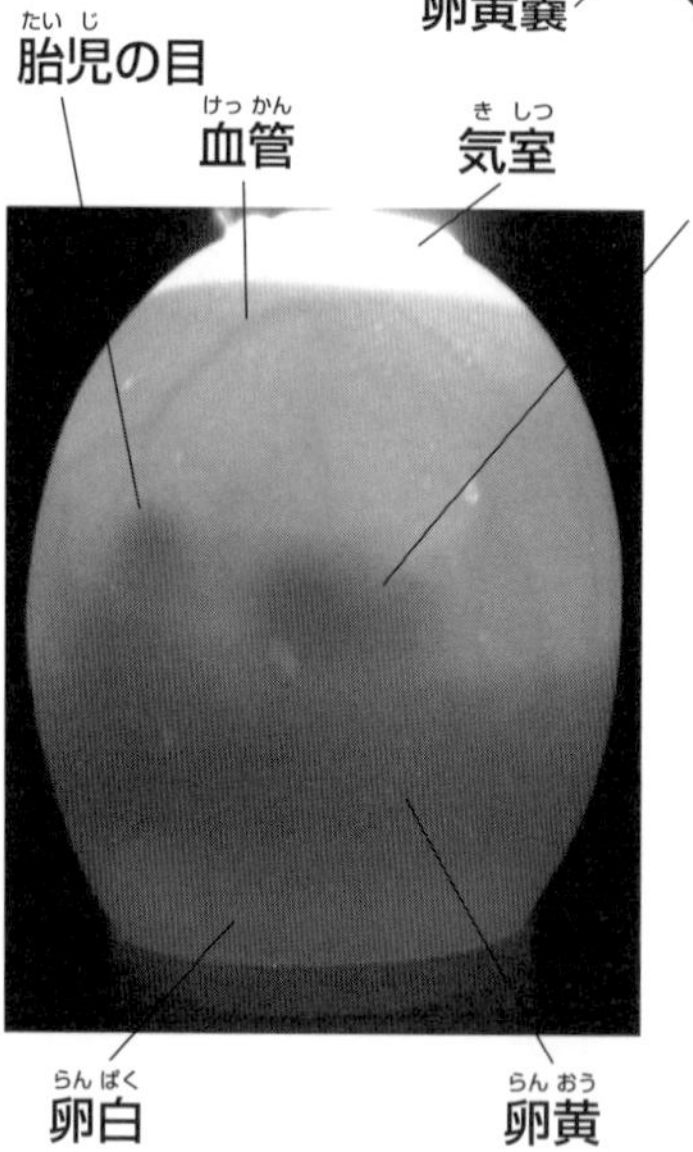

受精後《じゅせいご》８日目のニワトリの卵《たまご》

暗室で光をあてて見ています。このころになると、血管が木の枝《えだ》のように発達しているのが見えます。左側に黒く見えるのが胎児《たいじ》の目玉の部分で、まん中の黒い影《かげ》がからだの部分です。下の黒い層《そう》が卵《らん》黄《おう》で、その下にあるやや薄黒《うすぐろ》い層《そう》が卵白《らんぱく》の部分です。

写真提供：山形大学医学部感染症学教室

1951年、アラスカで発掘《はっくつ》をおこなっているアイオワの科学者チーム。

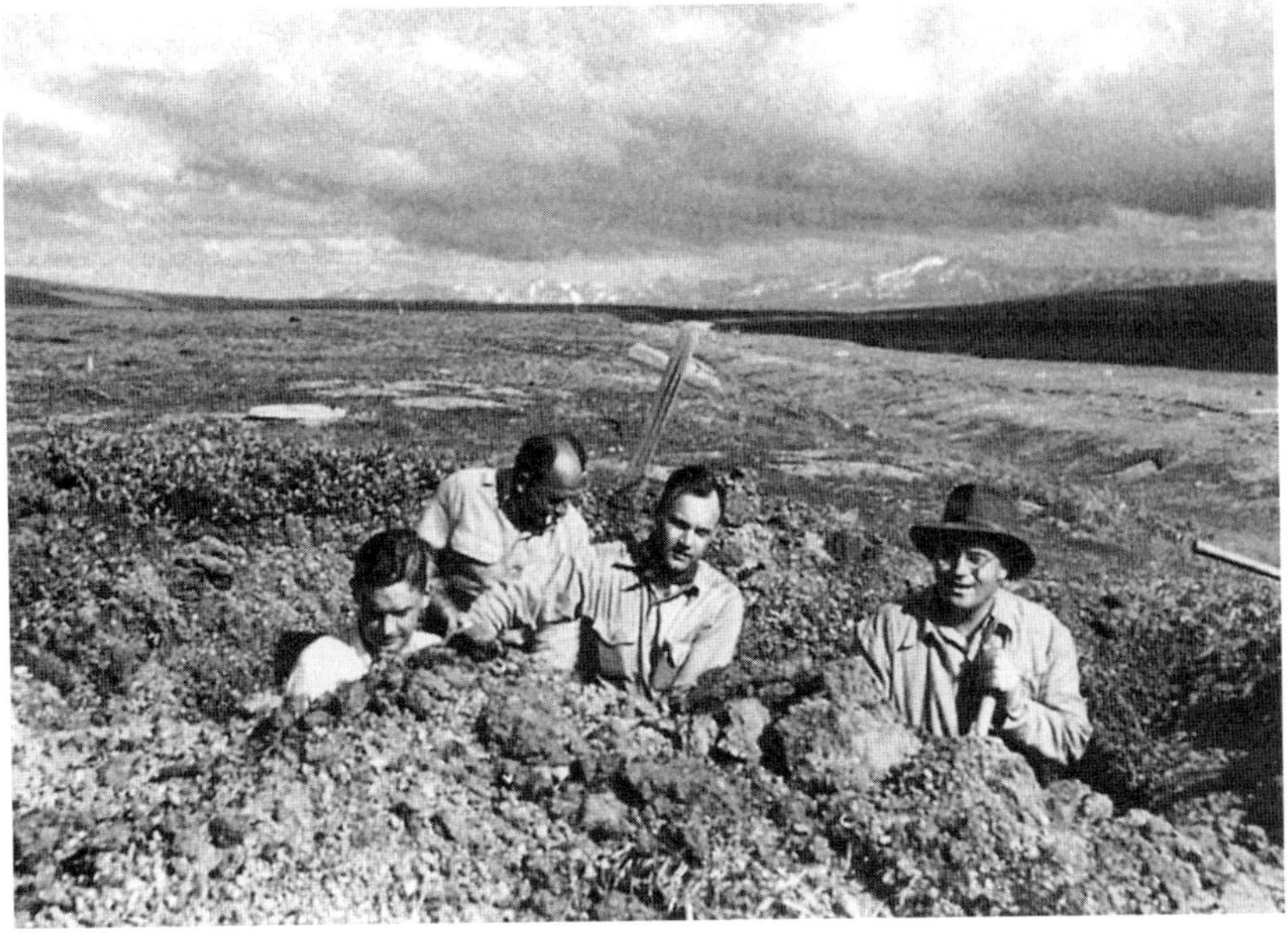

フェレットに接種《せっしゅ》までしてみましたが、結果的には、これも失敗に終わりました。

しかし、これは非常《ひじょう》に危険《きけん》な実験だったといえます。

なぜなら、フェレットがそのインフルエンザにかかり、せきや、くしゃみをして、実験をしている科学者たちにインフルエンザをうつしてしまう可能性《かのうせい》さえあったのです（『こたえを求めて』の章に書かれている、実験者たちに起きた「幸運な」感染《かんせん》事故《じこ》〔48〜49ページ〕を思いだしてみてください）。もしもそうなったら、アイオワから世界中にふたたび、一九一八年のインフルエンザがひろまってしまったかもしれないのです。

しかし、フェレットは、インフルエンザにはかかりませんでした。一九一八年のインフルエンザは、すがたをかくしたままでした。あの重要な問いのこたえは、まだ出されてはいません。

死のインフルエンザは、ふたたび現《あらわ》れるのでしょうか？　一九七六年、当時、公衆《こうしゅう》衛生《えいせい》にたずさわっていた人たちは、ほんとうにそれが起こると考えていたのでした。

訳者注《やくしゃちゅう》3…消火器をあつかう会社の人にたずねたところ、つぎのような説明がかえってきました。「現在《げんざい》も消火器のなかには二酸化炭素《にさんかたんそ》が入れられており、その役目は、消火器の種類によって、ふたつに分けられます。ひとつは二酸化炭素《にさんかたんそ》そのもののはたらきで消火しようとするもの、もうひとつは二酸化炭素《にさんかたんそ》の吹《ふ》きだす力によって白い粉末の消火剤《ざい》を吹《ふ》きださせるものです。わたしたちが消火訓練などでよく見かけるのは後者です。この文章の場面で使われたのはたぶん前者でしょう。この種のものは、いまでも消火剤《ざい》を使用できない特別な場所、たとえば、コンピュータなどの精密《せいみつ》機器が置かれている部屋などでの消火作業に使われます。ただし、消火器のなかにドライアイスが固まりの状態《じょうたい》で入っているわけではありません。それでも、非常《ひじょう》に近距離《きんきょり》で直接吹《ちょくせつふ》きつけた場合には、周囲の熱をうばって噴射《ふんしゃ》を受けた物体を凍《こお》らせることはできるでしょう。」

訳者注《やくしゃちゅう》4…インフルエンザウイルスがマスクの網《あみ》の目よりも小さいことから、ハルティンは、このようなマスクは役立たないと言っていると思われます。しかし、通常《つうじょう》、インフルエンザが人にうつる場合には、ウイルスがひとつずつばらばらに飛んでいるわけではありません。ウイルスは、せきやくしゃみのしぶきからできる飛《ひ》まつ、あるいは、その水分が蒸《じょう》発《はっ》して、粒子《りゅうし》の大きさがさらに小さくなった飛《ひ》まつ核《かく》とよばれるもののなかにあって運ばれています。飛《ひ》まつや飛《ひ》まつ核《かく》の大きさを考えれば、最近の性能《せいのう》の良いマスクであれば、完全とまではいかないものの、理論上《りろんじょう》、ある程度《ていど》は、ウイルスの通りぬけをふせぐ効果《こうか》があると考えられます。

訳者注《やくしゃちゅう》5…ワクチンをつくるときにウイルスを注射《ちゅうしゃ》するのは、卵《たまご》のなかで羊膜腔《ようまくくう》よりも大きい「しょう尿膜腔《にょうまくくう》」というところです。羊水《ようすい》よりさらに多量のしょう尿液《にょうえき》という液体《えきたい》がたくわえられています。ウイルスは、そのなかでふえ、ワクチンは、このしょう尿液《にょうえき》を回収《かいしゅう》してつくります。

ワクチンって、どんなふうにして効《き》くの？

免疫学《めんえきがく》という学問があります。これは、どのようにして、からだが自分自身を守っているかということを研究する学問です。

ウイルスが呼吸器官《こきゅう》に侵入《しんにゅう》してくると、からだは、さまざまな方法で、ウイルスをむかえうちます。抗体《こうたい》とは非常《ひじょう》に小さなタンパク質《しつ》で、ウイルスにぴったりと結びついて、ウイルスが細胞《さいぼう》のなかに侵入《しんにゅう》するのをふせぎます。また、抗体《こうたい》は、ウイルスにはりついて、ほかの免疫《めんえき》システムがうまくそのウイルスをみつけて破壊《はかい》できるよう、目印《めじるし》になるはたらきもします。

ウイルスがからだのなかに入りこむと、からだは、それぞれのウイルスにあわせて特別に対応《たいおう》し、結合する抗体《こうたい》をつくります。もちろん、一九一八年のインフルエンザウイルスに対しても、からだは、一九二八年や一九三八年のウイルスに対してつくったものとは異《こと》なる抗体《こうたい》をつくったはずです。

科学者たちは、抗体《こうたい》を使って、人に感染《かんせん》したウイルスを特定したりもします。

それは、犯罪者《はんざいしゃ》を特定するときに指紋《しもん》が使われるのと似《に》ています。一九一八年のインフルエンザについて、抗体《こうたい》を利用して科学者たちがあきらかにした、たいへん興味《きょうみ》深いことがあります。このウイルスに感染《かんせん》した人たちが、インフルエンザに感染《かんせん》したブタがもっているのと同じようなインフルエンザ抗体《こうたい》をもっていたというのです。

抗体《こうたい》には、ウイルスを識別《しきべつ》する以外にもはたらきがあります。ウイルスが人のからだから消え去ったあとも、そのウイルスに対する抗体《こうたい》は血液《けつえき》のなかにとどまり、まるで武装警官《ぶそうけいかん》のようにからだ中をめぐっています。これによって、同じウイルスによる二度目の攻撃《こうげき》に備《そな》えるという重要な免疫《めんえき》の役割《やくわり》をになっているのです。もし、もう一度、同じウイルスに攻撃《こうげき》された場合には、からだは、すぐにそのウイルスに対する抗体《こうたい》をたくさんつくりだし、ウイルスがふたたび病気を起こさせる前に無力にしてしまいます。

殺した状態《じょうたい》にした（不活化）ウイルスや、力を弱めたウイルスを接種《せっしゅ》することで、からだに免疫《めんえき》を獲得《かくとく》させることができます。これがワクチンです。

人のからだの免疫《めんえき》システムは、ウイルスを認識《にんしき》すると、それによる攻撃《こうげき》を受けているあいだに反撃《はんげき》方法を準備《じゅんび》し、反応《はんのう》を開始します。免疫《めんえき》システムは、自分に感染《かんせん》してきた相手と戦うための抗体《こうたい》を、すばやくつくり始めます。また、抗体《こうたい》は、たとえ感染《かんせん》が実際《じっさい》に起きていなくても、たえず、からだ中をめぐっています。人のからだは、いつウイルスがやってきてもすぐに対応《たいおう》できるように、免疫状態《めんえきじょうたい》を維持《いじ》しているのです。

もし、今年、インフルエンザのワクチンの注射《ちゅうしゃ》を受けたとすれば、そのワクチンによって、からだのなかには、今年のインフルエンザに対する免疫《めんえき》をもたらすような抗体《こうたい》がつくられます。


しかし、インフルエンザは毎年のように変化しており、ある年のウイルスに対してつくられた抗体《こうたい》は、つぎの年に流行するウイルスに対しては、じゅうぶんな効果《こうか》を発揮《はっき》しないのがふつうです。このようなウイルスの変化のことを「ドリフト」といいます（日本語の専門《せんもん》用語では、これを抗原性《こうげんせい》の「連続変異《へんい》」

といいます）。

　また、通常《つうじょう》はめったに起こらないある種のことが起き、ウイルスの性質《せいしつ》が非《ひ》常《じょう》に大きくかわることがあります。その場合には、以前にからだがつくった抗《こう》体《たい》は、ウイルスの変化に対応《たいおう》できず、まったく役立たなくなります。このような大きな変化のことを「シフト」といいます（日本語の専門《せんもん》用語では、これを抗原性《こうげんせい》の「不連続変異《へんい》」といいます）。

　今日《こんにち》の科学者たちは、インフルエンザウイルスにシフトが起きた場合には、そのウイルスは、パンデミックをひき起こす能力《のうりょく》をもつようになると考えています。

デヴィッド・ルイス二等兵の死

一九七六年二月のできごとは、おどろくべきニュースでした。それはニュージャージー州フォート・ディックス陸軍基地《きち》の新兵、デヴィッド・ルイス二等兵が亡《な》くなったことに始まります。

典型的なインフルエンザの症状《しょうじょう》で体調をくずしていたにもかかわらず、ルイスは、「二日間は兵舎《へいしゃ》で安静にしていなさい」という医師《いし》のことばを聞き入れませんでした。二月はじめの雪のふる日、ルイスは、新兵仲間《なかま》とともに、約八キロのきびしくつらい行軍と軍事演習《えんしゅう》に参加していました。その帰路、彼《かれ》は、くずれるように倒《たお》れてしまったのです。

陸軍の医療隊《いりょうたい》は、すぐにルイスを病院に運びました。しかし、時すでにおそく、病院の医師《いし》は、もはや彼《かれ》が息たえていることを告げました。

一九一八年ならまだしも、若《わか》い健康な男子がインフルエンザで命を落とすことなど、だれも予想しない一九七六年のことです。あのなぞのインフルエンザが、また、もどってきたのでしょうか？

ルイス二等兵の事件《じけん》の少し前にも、フォート・ディックスの新兵たちのなかには、インフルエンザの症状《しょうじょう》を訴《うった》える者が数多くいました。冬の時期、兵士でこみあう軍隊のキャンプで、インフルエンザ自体はめずらしくもない病気でした。

このときも、休暇《きゅうか》から帰ってきた多くの新兵が、インフルエンザを基地《きち》にもちこんでおり、基地内《きちない》の過密《かみつ》な居住環境《きょじゅうかんきょう》のもと、いとも簡単《かんたん》にひろまりました。数百人もの新兵が、入院が必要になるほど体調をくずしていったのです。

キャンプをおそっているウイルスの正体《しょうたい》を解明《かいめい》するため、医療隊《いりょうたい》は、一九人の患者《かんじゃ》から採取《さいしゅ》した咽頭《いんとう》ぬぐい液《えき》（訳者注《やくしゃちゅう》6）をニュージャージー公衆衛生部《こうしゅうえいせいぶ》の研究所に送りました。

研究所の分析《ぶんせき》によると、まず、一九人のうちの一一人が、その年に流行していたまったくふつうのA／ヴィクトリアという名のインフルエンザウイルスにかかっていることがあきらかになりました。それでは、残りの八人はどうだったのでしょうか？なにかが変でした。研究所の科学者たちは、八人が感染《かんせん》したウイルスをつきとめることができなかったのです。そこで、八人の咽頭《いんとう》ぬぐい液《えき》は、ジョージア州アトランタにあるCDC（アメリカ疾病対策《しっぺいたいさく》センター／口絵《くちえ》写真参照《さんしょう》）に送られることになりました。

二月四日、咽頭《いんとう》ぬぐい液《えき》がCDCに到着《とうちゃく》します。その日、フォート・ディックスでは、デヴィッド・ルイス二等兵が亡《な》くなっています。ルイス二等兵から採取《さいしゅ》された咽頭《いんとう》ぬぐい液《えき》も、分析《ぶんせき》のため、すぐにCDCに送られました。

二月一二日、CDCから、おどろくべき発表がなされました。三人の新兵とルイス二等兵から分離《ぶんり》されたウイルスが、ブタのインフルエンザウイルスに対する抗体《こうたい》と反応《はんのう》したというのです。

当時、多くの研究者たちは、一九一八年のインフルエンザウイルスは人間のあいだで受けつがれたのち、ブタの社会に入って変化を起こし、おちついたと考えていました。あの一九一八年のインフルエンザは、結局、ブタのインフルエンザウイルスになったというのです。

一九一八年から一九七六年まで、科学者たちは、豚《ぶた》インフルエンザはブタのあいだでひろまっていて、ヒトにうつるのは非常《ひじょう》にまれな例であり、たとえうつったとしても、ヒトからヒトへとひろまることはありえないと信じていました。あの一九一八年のインフルエンザは、一九一九年にヒトの世界からは完全に消え去ったと考えられていたのです。

フォート・ディックスでの豚《ぶた》インフルエンザの小流行は、ブタのインフルエンザウイルスがまた変化して、ヒトのインフルエンザウイルスにもどったことを意味するのでしょうか？　ルイス二等兵は、その最初の犠牲者《ぎせいしゃ》だったのでしょうか？　一九一八年のパンデミックが、ふたたびおそってこようとしているのでしょうか？

それは、科学者たちにもわかりませんでした。

科学者たちは、兵士がブタから直接《ちょくせつ》インフルエンザをうつされた可能性《かのうせい》を否定《ひてい》しました。感染《かんせん》した兵士たちは、みんな、仲間《なかま》の兵士からうつされていました。しかし、もしかしたら、これは単なる例外的できごとかもしれません。こみあった居住環境《きょじゅうかんきょう》や、身体的ストレスの多い生活が、ふつうでは起こりえないような事態《じたい》をひき起こすことも考えられます。この突発的《とっぱつてき》な流行をひき起こしたウイルスは、一本のマッチがすぐにもえつきるように、人びとの前から消えてくれるでしょうか?

多くの保健《ほけん》関係者は、パンデミックが起こるのではないかと心配しました。

インフルエンザウイルスの粒子《りゅうし》表面は、二種類のトゲ状《じょう》のタンパク質《しつ》でおおわれています。この豚《ぶた》インフルエンザのウイルスの粒子《りゅうし》表面は、その年、世界各地で流行していたA/ヴィクトリアというウイルスとは、大きく異《こと》なっていました。

この変異《へんい》は、ウイルスのシフト(不連続変異《へんい》)によるものでした。過去《かこ》に起きた二度のシフトでは、いずれもパンデミックが起きていました。最初が一九五七年、つぎが一九六八年のことです。この二度のパンデミックによる被害《ひがい》は、一九一八年のときにくらべればずっと少なかったのですが、それでも、何万人もの人びとを死に追いやっています。

当時、パンデミックの起こる時期については、いくつかの考え方がありました。ある科学者グループは、今度またシフトが起きたとき、それが新たなパンデミックをひき起こすと考えていました。インフルエンザウイルスのシフトは、一一年周期で起きるものであり、しかも、もうすぐその一一年目に入りつつあると考えられていたからです。一方、医学の歴史を研究している学者たちは、世界中で爆発的《ばくはつてき》に流行した一九一八年のパンデミックは、その前に別の地域《ちいき》ですでに起きていた複数《ふくすう》のアウトブレークから始まったものだと指摘《してき》していました。フォート・ディックスでの流行も、これからやってこようとしているパンデミックの前ぶれであり、最初の独立《どくりつ》した流行かもしれないというのです。

いずれの説でも、予想される事態《じたい》は、ぞっとするほどおそろしいものでした。一九一八年には約二〇〇〇万人のアメリカ人がインフルエンザにやられ、うち約五〇万人が亡《な》くなっていました。それも、わずか六か月程度《ていど》の期間のできごとだったのです。

一九一八年にくらべると、一九七六年のアメリカの人口は二倍にもふくれあがっており、また、飛行機の発達もあって、病気がひろまるスピードはずっとはやくなっているはずでした。インフルエンザの症状《しょうじょう》がまだあらわれていない感染者《かんせんしゃ》たちが飛行機に乗って、ロサンゼルスやシカゴ、テキサス、ニューヨークなどにでかければ、機内のほかの乗客たちにインフルエンザをうつしてしまうことも考えられます。一九一八年には数週間とか数か月かかっていたことでも、わずか数時間で起こる可能性《かのうせい》があったのです。

当時、インフルエンザに対する根本的な治療法《ちりょうほう》はまだ考えだされていませんでしたが、予防接種《よぼうせっしゅ》はすでにおこなわれていました。予防接種《よぼうせっしゅ》を受ければ、インフルエンザにかからないようにすること、あるいは、かかったとしても、症状《しょうじょう》が重くなるのをふせぐことはできました。

ところが、ワクチンができるまでの過程《かてい》――ワクチンのもとになるウイルス株《かぶ》の決定、ワクチンの製造《せいぞう》、さらに、できあがったワクチンの効果《こうか》のテスト――といったすべての過程《かてい》が完了《かんりょう》するまでには、およそ六か月が必要なのです。

この豚《ぶた》インフルエンザが出現《しゅつげん》する前には、アメリカ政府《せいふ》はワクチン製造会社《メーカー》に対して、A/ヴィクトリア・インフルエンザウイルスに対する四〇〇〇万人ぶんのワクチンを製造《せいぞう》するように勧告《かんこく》していました。これは、いつもの年なら、高齢者《こうれいしゃ》のほか、肺《はい》などの呼吸器系《こきゅうきけい》の重い病気にかかっている人、つまり、インフルエンザが大きな脅威《きょうい》となる人たちへの接種《せっしゅ》に、ちょうど間《ま》にあうくらいの量でした。

しかし、これから起きるかもしれないパンデミックが一九一八年のものと同じだとすれば、それは二億人もの全国民の命が危険《きけん》にさらされることを意味しました。

すべての国民に接種《せっしゅ》できるような、とてつもない量のワクチンをつくること、そして、それに必要なニワトリの発育卵《らん》を調達することは、可能《かのう》なのでしょうか? 仮《かり》にできたとしても、ワクチンをつくり、テストし、国中の医師《いし》や診療所《しんりょうじょ》へ出荷し、さらに、すべての国民の腕《うで》に接種《せっしゅ》するといった一連の作業を、パンデミックとなったインフルエンザがひろまっていくスピードよりもはやく実行することが、はたしてできるのでしょうか？

過去《かこ》のできごとは、不安をかきたてるものばかりでした。一九五七年のアジア・インフルエンザウイルスの出現《しゅつげん》に始まったパンデミックでは、最初に中国でみつかってからアメリカにやってくるまでに六か月かかりました。一九六八年の香港《ホンコン》インフルエンザのパンデミックの場合にも、アメリカにくるまで五か月かかり、そのあいだは警《けい》告《こく》期間といえました。しかし、どちらの場合にも、政府《せいふ》とワクチン製造会社《メーカー》は、インフルエンザの来襲《らいしゅう》までにじゅうぶんな量のワクチンを供給《きょうきゅう》することができず、数万人の命が失われました。

科学者と保健《ほけん》関係の専門家《せんもんか》たちがワシントンに集まり、国としてなにをすべきかを話しあいました。ある人たちは、この豚《ぶた》インフルエンザの小さな流行が今後、パンデミックに拡大《かくだい》していくのかどうか、もう少しようすをみるべきだと考えました。おそらく、彼《かれ》らは、製造《せいぞう》したワクチンは倉庫のなかに保管《ほかん》しておき、流行がパンデミックにまで拡大《かくだい》した場合にだけ、そこからとりだして使えば良いと考えていたのでしょう。

ほかの人たちはもっと積極的でした。パンデミックがいったん始まったら、時間の猶予《ゆうよ》はまったくないと訴《うった》え、すみやかにワクチンの製造《せいぞう》にとりかかり、すべての国民に接種《せっしゅ》するべきだと主張《しゅちょう》しました。

一九七六年三月二四日、アメリカ大統領《だいとうりょう》ジェラルド・フォードは、すべての国民に予防接種《よぼうせっしゅ》を受けさせるため、一億三五〇〇万ドル（当時の通貨で約四〇五億円）の国家予算をわりあてることを決め、議会に協力を求めました。

しかし、この計画は、失敗に終わる可能性《かのうせい》をはらんでいました。

そもそも、前に書いたように、この計画にしたがって必要な量のワクチンを製造《せいぞう》することは、ほぼ不可能《ふかのう》だといえました。また、製造《せいぞう》されたワクチンも通常《つうじょう》のものとは異《こと》なり、じゅうぶんな効果《こうか》をえるためには二回の接種《せっしゅ》が必要だったのです（訳者注《やくしゃちゅう》7）。

なにより問題だったのは、この接種《せっしゅ》計画の進み具合が、絶望的《ぜつぼうてき》なまでに遅《おく》れていたということでした。計画によると、接種《せっしゅ》は六月に始めなければなりませんでした。アメリカの新学期が始まる九月よりも、ずっとはやい時期に接種《せっしゅ》を開始する必要があったのです。新学期が始まれば、子どもたちは換気《かんき》の悪い、こみあった教室のなかですごすことになり、インフルエンザは、すぐにひろまってしまいます。

一九五七年のパンデミックのときには、学校が始まった秋に流行が始まりました。しかし、予防接種《よぼうせっしゅ》計画は一〇月まで実行にうつされず、しかも、接種《せっしゅ》を受けたのはアメリカ国民のごく一部にすぎませんでした。パンデミックのひろまりをふせぐためのじゅうぶんな対応《たいおう》ができなかったのです。

それでも、幸運なことに、一九七六年、インフルエンザのパンデミックはやってきませんでした。フォート・ディックスの豚《ぶた》インフルエンザは、なにごともなく消え去っていきました。もしかしたら、ふたたびブタの世界にもどっていったのかもしれません。

たぶん、「幸運」だったのでしょう。アメリカは平和なままでした。

訳者注《やくしゃちゅう》6…ノドの奥《おく》をこすった綿棒《めんぼう》を食塩水のような液体《えきたい》のなかであらった洗い液《あらいえき》のこと。ノドの奥《おく》の壁《かべ》にはウイルスがついており、それをこすりとってウイルスを分離《ぶんり》するときに使います。

訳者注《やくしゃちゅう》7…おとなへのインフルエンザ・ワクチンの接種《せっしゅ》は通常《つうじょう》は一回ですが、子どもの場合は、アメリカでも日本でも二回の接種《せっしゅ》が必要とされています。ほとんどのおとなは、子どものうちにインフルエンザにかかっているため、すでにインフルエンザに対する免疫《めんえき》をある程度《ていど》はもっていますが、子どもの場合は、インフルエンザにかかったことがなく、インフルエンザに対する免疫《めんえき》がまったくない場合が多いからです。そのため、ワクチンの効果《こうか》を確実《かくじつ》にあげようとして、子どもたちには二回の接種《せっしゅ》をおこなっています。一方、これまでにだれもかかったことがない新型インフルエンザの場合には、おとなでも二回のワクチン接種《せっしゅ》が必要だと考えられています。

人生でいちばん遠い道のり

「一九九三年ごろ、わたしはスペイン・インフルエンザに大きな興味《きょうみ》をおぼえました。また、その原因《げんいん》がまだよくわかっていないことを知り、大きなショックを受けました。」

死のインフルエンザから人びとを救いたいと強く願う科学者のひとり、クリスティー・ダンカン博士のことばです。

彼女《かのじょ》は、四〇年以上も前、アイオワのチームがアラスカに遠征《えんせい》し、残念ながら失敗に終わったことを知りました。

また、同じ一九五〇年代にアラスカでもうひとつのチームが、プロジェクト・ジョージとよばれた最高機密《きみつ》作戦をおこなっていたことも知りました。この作戦は、陸軍のモーリス・ハイルマン博士ひきいるチームがアイオワのチームと同じように、凍《とう》結《けっ》した遺体《いたい》からウイルスを回収《かいしゅう》する目的で実施《じっし》したものでした。

陸軍には、一九一八年のインフルエンザウイルスを探《さが》しださなければならない特別な理由がありました。なんといっても、このインフルエンザによって、わずか数か月のあいだに四万三〇〇〇人もの兵士が命を落としたのです。第一次世界大戦中に亡《な》くなったアメリカ人兵士が一〇〇人いたとすれば、そのうちの八五人が、戦場ではなく、ベッドに横たわりながら、インフルエンザによって命を落としていたのです。

それから数十年たち、アメリカの軍隊は、核兵器《かくへいき》や飛行機、爆弾《ばくだん》など、さまざまな兵器をもつようになります。それでも、あの種のインフルエンザに対しては、依然《いぜん》として、まったく無防備《むぼうび》だったのです。プロジェクト・ジョージの詳細《しょうさい》については長いあいだ、軍の最高機密《きみつ》としてあつかわれていましたが、ダンカン博士は、それが完全な失敗に終わっていたことを知っていました。

しかし、彼女《かのじょ》はあきらめませんでした。

「わたしには、地理学と人類学の専門《せんもん》知識《ちしき》がありました。わたしも、スペイン・インフルエンザで亡《な》くなった人たちを永久凍土《えいきゅうとうど》のなかから掘《ほ》りだすことができれば、凍結《とうけつ》したままのウイルスをみつけだすことができると考えました。」

そこで彼女《かのじょ》は、まず、永久凍土《えいきゅうとうど》に埋葬《まいそう》された遺体《いたい》について書かれている古い書類を探《さが》し始め、一〇〇〇人以上のアラスカ住民の死亡証明書《しぼうしょうめいしょ》に目を通しました。一九一八年のウイルスを宿《やど》した遺体《いたい》がいまだに永久凍土《えいきゅうとうど》のなかに埋《う》められている場所は、アラスカ以外にもあるでしょうか？　しかし、ここならまちがいないというようなところはどこにもありませんでした。

ロシアでも、一九一八年のパンデミックで多くの犠牲者《ぎせいしゃ》が出ており、しかも、国の北部地域《ちいき》は凍《こお》った大地におおわれています。しかし、ロシア政府《せいふ》は協力的ではありませんでした。

彼女《かのじょ》は、ノルウェーのスヴァールバルというところから帰ってきた友人に、自分のやろうとしていることを話しました。

スヴァールバル諸島《しょとう》は、北極点から約一〇〇〇キロのところにあり、その土地の三分の二近くが氷河《ひょうが》におおわれています。

「ちょうど氷河《ひょうが》を踏破《とうは》する遠征隊《えんせいたい》をひきいてきたばかりの友人が、その永久凍土《えいきゅうとうど》のことを話してくれました。わたしは興奮《こうふん》しました。ノルウェーにも、このインフルエンザがひろまっていたことを知っていたからです。スヴァールバルには炭坑《たんこう》があります。当時、その炭坑《たんこう》で多くの人が働いていたとすれば、インフルエンザがもちこまれ、ひろまっていたとしてもふしぎではありません。」

問題は、彼《かれ》らが永久凍土《えいきゅうとうど》の下に埋《う》められたかどうかです。ダンカン博士は、あちこちに問いあわせてみました。

まず、ノルウェー政府《せいふ》に接触《せっしょく》をこころみましたが、わかったことは、今後、たいへんな苦労が予想されるということだけでした。ノルウェー政府《せいふ》には、当時のスヴァールバルに関する公式記録がまったく残されていませんでした。スヴァールバルがノルウェーの領土《りょうど》になったのは一九二五年のことです。その地をはじめてキリスト教の牧《ぼく》師《し》が訪《おとず》れたのは一九二〇年であり、一九一八年当時の埋葬《まいそう》記録は教会に残されていないというのです。病院も、第二次世界大戦のさなかに爆撃《ばくげき》を受けており、診療《しんりょう》記録は残されていませんでした。

その後、彼女《かのじょ》は、スヴァールバル諸島《しょとう》にあるロングイヤーバイエン島の炭坑夫《たんこうふ》たちが書いた日記の存在《そんざい》を耳にしました。彼女《かのじょ》は、島の石炭会社に電話をかけ、炭坑夫《たんこうふ》たちが書いた日記が残っているかどうかをたずねました。すると、たしかに日記は存在《そんざい》し、地元の歴史研究家である学校の教師《きょうし》がもっているといいます。ダンカン博士は、さっそく、その教師《きょうし》と連絡《れんらく》をとりました。

「その教師《きょうし》は、日記を保管《ほかん》していただけでなく、ありがたいことに、ノルウェー語で書かれていた文章を英語に翻訳《ほんやく》までしてくれたのです。」

そのときのことを思いだし、ダンカン博士は、興奮《こうふん》ぎみにこう語ってくれました。

日記には、スペイン・インフルエンザで亡《な》くなった七人の若者《わかもの》のことが記録されていました。二年間かけてそれらの記録を丹念《たんねん》に調べたのち、ダンカン博士は、自分のめざすウイルスがみつかる可能性《かのうせい》がじゅうぶんあると実感します。

この七人の男たちはフォルステッド号という船に乗ってロングイヤーバイエン島にやってきました。しばらくすると海が凍《こお》りついて航行ができなくなるので、その船は、シーズン最後の航海としてやってきていたのです。船が島に到着《とうちゃく》するよりも前に、乗客の間でインフルエンザが流行し始めます。船着場についてすぐに、感染《かんせん》した多くの乗客が病院に運びこまれ、そのうち七人が亡《な》くなり、ロングイヤーバイエン島の墓地《ぼち》に埋葬《まいそう》されたのでした。

一九九七年、ダンカン博士は、はじめて現地《げんち》を訪《おとず》れました。

「教会に向かうわずか一八〇メートルほどの道のりは、わたしの人生のなかでいちばん遠く感じられました。墓地《ぼち》は一面がまっ白に見える谷間のような場所にあり、五〇ほどの白い十字架《じゅうじか》が立っていました。めざす七人は、うしろのほうの列に埋葬《まいそう》されていました。」

六つの十字架《じゅうじか》とひとつの墓石《ぼせき》をみつけた彼女《かのじょ》は、そこに書かれた名前を読むと、あまりの感動に泣きだしてしまったといいます。

ダンカン博士は、まず埋葬《まいそう》されている炭坑夫《たんこうふ》の遺族《いぞく》と地元の行政《ぎょうせい》当局に連絡《れんらく》をとりました。

「墓地《ぼち》は神聖《しんせい》な場所ですから、荒《あ》らすつもりはありません。ここには人生を始めたばかりの若者《わかもの》たちがねむっているのです。わたしは、彼《かれ》らの遺体《いたい》が、単なる死体とか、血の通わない冷たい研究対象などとは思っていません。」

そう言って、彼《かれ》らを説得し、自分のやろうとしていることへの許可《きょか》を願いでました。

ダンカン博士の説得に理解《りかい》を示《しめ》した遺族《いぞく》たちは、墓地《ぼち》を掘《ほ》り起こすことを許可《きょか》してくれました。彼女《かのじょ》は、すぐに国際《こくさい》研究チームを結成し、みずからの考えを実現《じつげん》しようとします。

しかし、いくつかの疑問《ぎもん》がありました。インフルエンザウイルスは感染後《かんせんご》、通常《つうじょう》はごく短い時間しか体内にとどまっていません。問題は、炭坑夫《たんこうふ》たちがインフルエンザに感染《かんせん》したあと、どれくらいの時間で亡《な》くなったかということでした。埋葬《まいそう》されている彼《かれ》らは、今日《こんにち》もなお、肺《はい》のなかにインフルエンザウイルスを宿《やど》しているのでしょうか？　また、遺体《いたい》がどれくらいの深さに埋葬《まいそう》されているのかも問題でした。もし、遺《い》

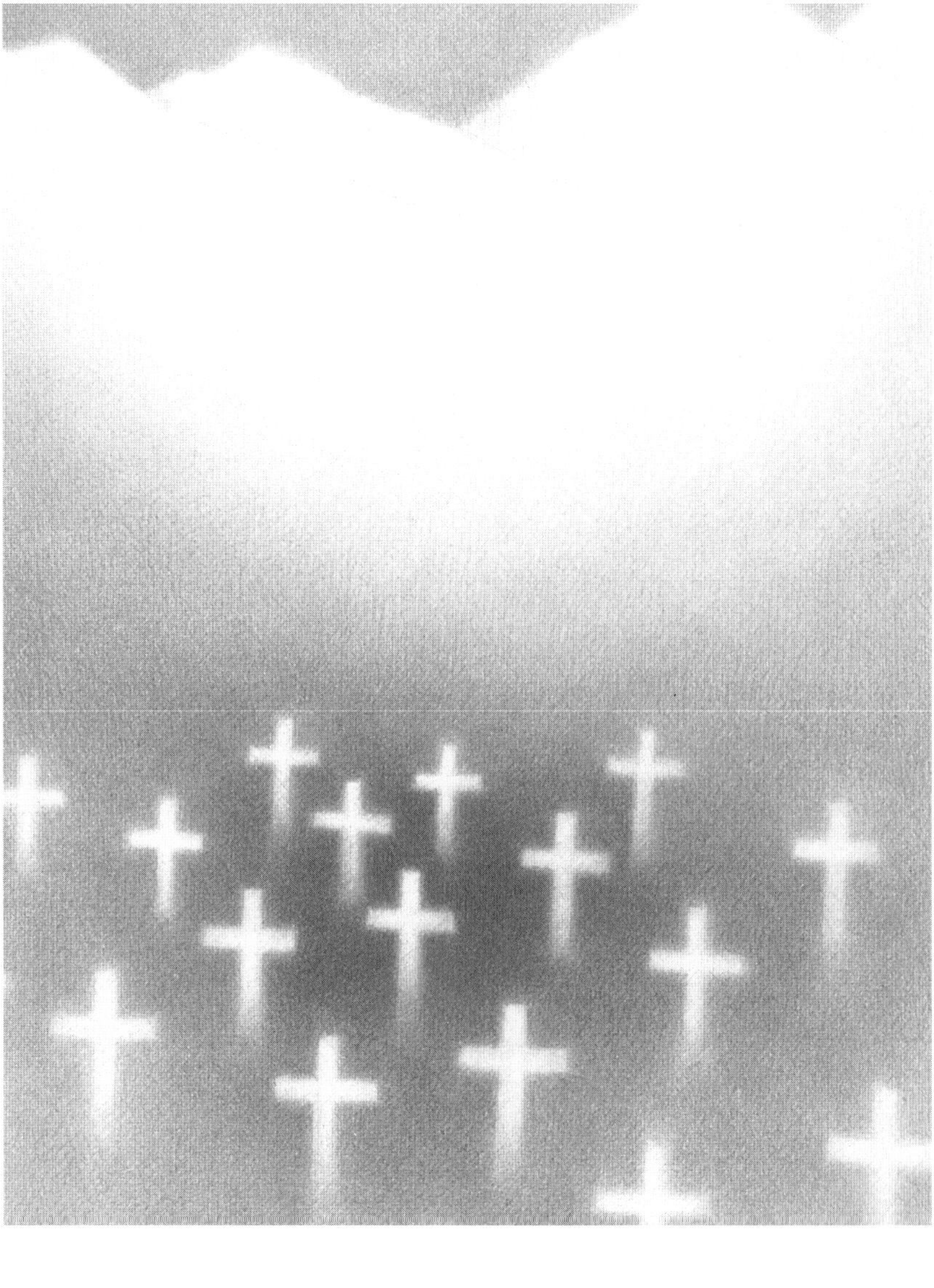

体《たい》が永久凍土層《えいきゅうとうどそう》より上に埋葬《まいそう》されていたとすれば、凍結《とうけつ》がとけて、遺体《いたい》の保存状態《ほぞんじょうたい》はそうとう悪くなっているはずでした。

埋葬《まいそう》するときにいったん掘《ほ》り起こされ、ふたたびもどされた土は、掘《ほ》り起こされることのなかったまわりの土とは状態《じょうたい》がちがうはずです。地面の下を直接《ちょくせつ》、見ることはできませんが、地中を透過《とうか》するレーダーは、土の層《そう》が少なくとも一・八メートルの深さまでかき乱《みだ》されていることを示《しめ》しました。これは大いに期待のできる情報《じょうほう》です。遺《い》体《たい》は凍《こお》ったままの可能性《かのうせい》が高く、目的のウイルスも、肺《はい》のなかに保存《ほぞん》されている可能《かのう》性《せい》が高まってきました。ダンカン博士は、この知らせに勇気づけられ、計画は大きく前進します。

あの一九五〇年代の最高機密《きみつ》、プロジェクト・ジョージのリーダーであったハイルマン博士は、この話を聞いたとたん、おどろき、さけび声をあげました。

「いま、わたしが言えることはただひとつ、そのこころみが成功しないでほしいということだけです。ウイルスが空気中にまいあがっただけなら、それほど心配はないでしょう。しかし、だれかがそのインフルエンザウイルスに感染《かんせん》し、それをほかの人たちにひろめていって、新たなパンデミックが始まらないか、たいへん気がかりです。」

ダンカン博士は、すべての作業で安全がじゅうぶん配慮《はいりょ》されていると主張《しゅちょう》しました。発掘《はっくつ》場所を、空気が外にもれないようにくふうした特別なテントでおおい、まいあがったウイルスが周囲にもれるのをふせぎました。現場《げんば》の科学者たちはみんな、ウイルスによる感染《かんせん》から身を守るための特別な防護服《ぼうごふく》を着て、発掘《はっくつ》した遺体《いたい》はその場から動かさず、凍《こお》らせたままにしておくことにします。遺体《いたい》の肺《はい》やそのほかの臓器《ぞうき》のサンプルは、ドリルを使ってごく少量だけ採取《さいしゅ》し、その場で凍結《とうけつ》して、完全に密封《みっぷう》されたコンテナに入れ、特別に手配した飛行機で世界各地の研究センターにむけて送ることにしました。

ダンカン博士には、絶対《ぜったい》に事故《じこ》を起こさない自信がありました。そのうえ、この計画は、人類にとって絶対《ぜったい》に必要なことなのです。このインフルエンザを発見せずに放置しておくほうが、もっと危険《きけん》なことだと、彼女《かのじょ》は信じていました。

「一九一八年のインフルエンザについて知れば知るほど、わたしたちは、その脅威《きょうい》からのがれる方法を学ぶことができるのです。」

歴史学者たちは、パンデミックがそれほど高い頻度《ひんど》で起こるとは考えていませんでしたが、ダンカン博士は、新たなパンデミックはすぐにもやってくると確信《かくしん》していました。

作業は安全なうちに進んでいきます。しかし、計画自体が順調に進んでいるわけではありませんでした。

発掘《はっくつ》は一九九八年八月四日に開始されました。密閉《みっぺい》されたテントのなかで、ロンドンからやってきた五人の墓掘《はかほ》り人たちがシャベルを使って、炭坑夫《たんこうふ》七人がおさめられた棺《ひつぎ》の上の土をとりのぞいていきました。

最初はジャックハンマー（携帯用削岩空気《けいたいようさくがん》ドリル）を使って、コンクリートくらいのかたさがあると思われていた永久凍土《えいきゅうとうど》を打ちやぶる予定でした。しかし、作業は思っていたよりもはやく進み、約九〇センチの深さのところで棺《ひつぎ》に到達《とうたつ》してしまいました。棺《ひつぎ》は永久凍土層《えいきゅうとうどそう》よりも上に埋《う》められていたのです。これは悪いしらせでした。なぜなら、それは八〇年間にもわたって、遺体《いたい》が凍結《とうけつ》と融解《ゆうかい》をくりかえしてきたであろうことを意味したからです。

棺《ひつぎ》のふたがあけられました。あけてみてすぐに、遺体《いたい》が大いそぎで埋葬《まいそう》されたことがわかりました。遺体《いたい》ははだかで、新聞紙につつまれているだけだったのです。科学者たちは、遺体《いたい》のようすをくわしくあかしていませんが、遺体《いたい》の保存状態《ほぞんじょうたい》に大きな失望を感じていました。

それでは、あのレーダーが指《さ》し示《しめ》したものは、なんだったのでしょうか？　ダンカン博士には、想像《そうぞう》することしかできませんでした。

一九一八年、最初に墓《はか》を掘《ほ》った人たちは、ダイナマイトを使って永久凍土《えいきゅうとうど》を吹《ふ》きとばしたのかもしれません。もしそうなら、その作業が土の層《そう》を一・八メートルの深さまでかき乱《みだ》し、レーダーをだました可能性《かのうせい》があります。彼《かれ》らは、大いそぎで遺体《いたい》を埋《まい》葬《そう》しようとして、ダイナマイトの発破《はっぱ》でできた瓦礫《がれき》の上に棺《ひつぎ》を置き、そこに土をかけたのかもしれません。

ダンカン博士のチームは、安全のために宇宙服《うちゅうふく》のようなものを着たままで仕事を続け、一〇〇以上の組織《そしき》（訳者注《やくしゃちゅう》8）を採取《さいしゅ》します。そのうちのいくつかは肺《はい》の組織《そしき》で、その後、世界各地の研究室に送られていきました。採取《さいしゅ》したすべての組織《そしき》をじゅうぶんに解析《かいせき》するには、長い年月がかかるかもしれませんが、ダンカン博士は、いま現在《げんざい》でも、大きな希望をいだいて、研究を続けています。

訳者注《やくしゃちゅう》8…人や動物はさまざまな臓器《ぞうき》からできていますが、それを構成《こうせい》する最小単位は細胞《さいぼう》です。組織《そしき》とは、細胞《さいぼう》が集まって、ある機能《きのう》をもつようになったものであり、臓器《ぞうき》は組織《そしき》が集まったものです。

残されたメモ

もし、一九一八年のインフルエンザウイルスをつかまえ、人類を危険《きけん》にさらすことなしに、ウイルス自身にみずからについて語らせることができるとしたら、どうなるでしょう。

インフルエンザの遺伝子《いでんし》は、ＲＮＡという物質《ぶっしつ》でできており、このウイルスをはたらかせるための指示《しじ》や、ちょっとした情報《じょうほう》がふくまれており、約一万五〇〇〇個《こ》の塩基《えんき》（リボースとよばれる糖《とう》といっしょになってＤＮＡやＲＮＡといった核酸《かくさん》分子を構成《こうせい》する単位）から成り立っています（訳者注《やくしゃちゅう》９）。

このＲＮＡをインフルエンザウイルスからとりだし、安全に研究するといったことは実際《じっさい》に可能《かのう》なのでしょうか？　それが可能《かのう》であれば、一九一八年のインフルエンザウイルスをみつけだしさえすれば、そこから遺伝子《いでんし》をとりだし、最近のインフルエンザウイルスの遺伝子《いでんし》と比較《ひかく》し、ちがいを調べることができます。

アメリカ陸軍病理学研究所は、「今日、わたしたちが理解《りかい》できないことでも、明日には理解《りかい》できるかもしれない」という信念で過去《かこ》一三〇年にわたり、亡《な》くなった人びとのからだから採取《さいしゅ》したサンプルを集めてきました。ここに集められているサンプルの数は世界最多であり、二五〇万個《こ》もの組織《そしき》や臓器《ぞうき》やからだの各部分が収蔵《しゅうぞう》されています。そのなかでも、インフルエンザで亡《な》くなったアメリカ軍兵士から採取《さいしゅ》された七〇個《こ》のサンプルは、ジェフリー・トーベンバーガー博士にとって、もっとも重要なものでした。彼《かれ》は、一九一八年のインフルエンザを研究しているチームのリーダーです。

つい最近までは、これらのサンプルから、なんらかのウイルス情報《じょうほう》を得ることは不《ふ》可能《かのう》でした。遺体《いたい》から採取《さいしゅ》された組織《そしき》は、通常《つうじょう》、フォルムアルデヒドとよばれる化学物質《ぶっしつ》のなかで固定されます。ここでいう固定とは、組織《そしき》がくさったりするのをふせぐ目的でほどこされる化学的処理《しょり》ですが、ウイルスはフォルムアルデヒドにふれると死んでしまうからです。

これは日常的《にちじょうてき》におこなわれている操作《そうさ》です。固定された組織《そしき》はワックスのなかに埋《う》められ、かためられ、髪《かみ》の太さかそれ以下の信じられないほどうすくて小さなスライスにされます。ハムのスライスをうすく切りだす機械のようなものにかけられ、切りだされたサンプルのスライスはスライドグラスの上に置かれ、色素《しきそ》で染《そ》められて、ようやく顕微鏡《けんびきょう》で観察できるようになります（口絵《くちえ》写真参照《さんしょう》、訳者注《やくしゃちゅう》10）。

トーベンバーガー博士の手法では、ウイルスの生き死には問題ではありません。博士にとってやっかいなことは感染《かんせん》してからの時間でした。

ふつう、インフルエンザウイルスは、ごく短い時間しか、からだのなかには滞在《たいざい》していないのです。ウイルスは、体内に侵入《しんにゅう》したあと、数日のうちにふえ、しばらくすると、せきやくしゃみとともにからだの外にでていき、またほかの人に感染《かんせん》します。インフルエンザの感染《かんせん》による症状《しょうじょう》は数週間にも長びくことがあったり、そのあとで肺《はい》炎《えん》にかかったりすることもあるのですが、ウイルス自体は、そのときにはすでにみつからなくなっていることが多いのです。もし、組織《そしき》のサンプルのいずれかが、まだインフルエンザウイルスを宿《やど》しているとしたら、それは感染《かんせん》して間《ま》もないうちに亡《な》くなった人から採取《さいしゅ》したものだといってまちがいありません。

一九九五年、トーベンバーガー博士は、それら七〇人の兵士の剖検《ぼうけん》材料（訳者注《やくしゃちゅう》11）のスライドの分析《ぶんせき》を開始しました。まず、これらの材料がとられた兵士のなかから、インフルエンザの症状《しょうじょう》があらわれてから一週間以内に死亡《しぼう》した人を調べあげます。七人の候補《こうほ》を選びだし、そのなかから、目的にかなった肺組織《はいそしき》をのせた一枚《まい》のスライドをみつけました。

スライドの組織《そしき》は、一九一八年当時、サウス・カロライナ州のフォート・ジャクソン基地《きち》に駐屯《ちゅうとん》していた、ニューヨーク出身のロスコー・ヴォーン二等兵のものでした。彼《かれ》には重い病気にかかった前歴がまったくありません。ヴォーン二等兵は、九月一九日にキャンプの病院に急性肺炎《きゅうせいはいえん》の症状《しょうじょう》を訴《うった》えてやってきて、六日後の朝六時三〇分、二一歳《さい》の若《わか》さで帰らぬ人となりました。その日の昼までに、医師《いし》たちは彼《かれ》の剖検《ぼうけん》をおこない、将来《しょうらい》の研究のために、遺体《いたい》の一部を採取《さいしゅ》し、保存《ほぞん》したのでした。

トーベンバーガー博士は、標本から彼《かれ》を殺したウイルスの遺伝子《いでんし》をみつけだすこころみに着手しました。さまざまな技術《ぎじゅつ》を用いながら、作業を進めていきます。それらのテクニックは、その後の研究に道をつけたといってもよい新しいものでした。作業は、長期にわたる困難《こんなん》で退屈《たいくつ》なものでしたが、二年後の一九九七年三月、博士は、最初の発見に関する論文《ろんぶん》を発表します。そのニュースは、アメリカの代表的な日刊紙《にっかんし》『ニューヨーク・タイムズ』の第一面をかざりました。トーベンバーガー博士は、一九一八年のインフルエンザウイルスの遺伝子《いでんし》の一部をみつけだし、その設計図《せっけいず》を読んだ最初の人間となったのです。

アラスカ遠征《えんせい》チームのヨハン・ハルティンは、そのとき七二歳《さい》になっていました。彼《かれ》はあれから病理学者となり、サンフランシスコで暮《く》らしていましたが、すでに定年をむかえていました。ハルティンは、ある科学雑誌《ざっし》の特集記事でトーベンバーガー博士の発見を偶然《ぐうぜん》目にします。そして、トーベンバーガー博士に手紙を書き、世界のほかの場所で採取《さいしゅ》された検体《けんたい》がほしくないかとたずねました。

ハルティンは博士に、自分がアラスカにもう一度、いってもいいともちかけました。彼《かれ》は、ブレヴィグ（当時のテラー・ミッション）をふたたび訪《おとず》れて、以前と同じ墓《はか》を掘《ほ》りかえすつもりだったのです。トーベンバーガー博士の研究手法では、ウイルスの情報《じょうほう》を得るのにウイルスが生きている必要はありません。それならば、ハルティンは、自分が四六年前に出会ったのと同じ問題に、ふたたび直面することはないはずです。

トーベンバーガー博士にとっては、もっと多くの検体《けんたい》が手に入れば、一九一八年のウイルスについて、さらにたくさんの情報《じょうほう》をまとめることができます。

この話に興味《きょうみ》をもった博士は、すぐにハルティンと連絡《れんらく》をとります。

「いつ出発できますか？」

ハルティンは、こうこたえたといいます。

「今週はむりですが、来週なら行けます。ちょうどいま、休みをとったばかりですから。休みがあけたら行きましょう。」

翌週《よくしゅう》、ハルティンはひとりでアラスカに出発しました。ひとりででかけることで、すばやい行動が可能《かのう》となりました。

「たったひとりの遠征《えんせい》でしたが、おかげで他人と言い争ったりすることもありません。わたしは、キャンプ用のリュックサックにいくつかの剖検《ぼうけん》道具と検体保存用《けんたいほぞんよう》の容器《ようき》、寝袋《ねぶくろ》、組織《そしき》サンプルを保存《ほぞん》するための何種類かの化学薬品をつめこんで出発しました。」

とハルティンは語っています。

ブレヴィグに着いたハルティンは、小学校の床《ゆか》に寝袋《ねぶくろ》をしいて寝泊《ねとま》りし、自炊《じすい》しながら調査《ちょうさ》にあたりました。まず、地元のイヌイットの有力者たちに、何十年も前に調《ちょう》査《さ》したときと同じ墓《はか》を、もう一度あけることを許可《きょか》してくれるようたのみにいきました。彼《かれ》らは快《こころよ》くゆるしてくれ、村の四人の若者《わかもの》たちが手つだってくれることになりました。

ハルティンは、自分自身や助手になってくれる若者《わかもの》たちが遺体《いたい》のインフルエンザにさらされることについては、まったく心配していませんでした。一九五一年の時点で、彼《かれ》は、このインフルエンザウイルスを眠《ねむ》りから目覚《めざ》めさせようとあらゆることをこころみては失敗していたのです。ウイルスは死んでいると確信《かくしん》していたので、ハルティンにためらいはありませんでした。

危険《きけん》はまったくありませんでした。三日後、彼《かれ》らは、二・一メートルの深さにあった四体の遺体《いたい》にたどりつきます。そのうちの三体は、すでにほとんど骨《ほね》だけになっていましたが、幸運にも四番目の遺体《いたい》は太った女性《じょせい》の遺体《いたい》で、きれいに保存《ほぞん》された状態《じょうたい》にありました。たぶん、彼女《かのじょ》の余分《よぶん》な脂肪《しぼう》が、臓器《ぞうき》が腐《くさ》るのをふせいでくれたのでしょう。

ハルティンは、すべての遺体《いたい》から肺《はい》の組織《そしき》の検体《けんたい》を採取《さいしゅ》し、それぞれをもってきた化学薬品のなかに保存《ほぞん》しました。この太った女性《じょせい》の肺《はい》こそ、最も成功が期待できるものであることが、彼《かれ》にはわかっていました。

たしかに、ハルティンの考えはまちがっていませんでした。この女性《じょせい》の組織《そしき》サンプルを用いることができたおかげで、トーベンバーガー博士は、一九一八年のインフルエンザウイルスの遺伝子《いでんし》のより多くの部分を解明《かいめい》することができたのです。

1997年、アラスカで1918年のインフルエンザによって亡《な》くなった犠牲者《ぎせいしゃ》の遺《い》体《たい》を調べるヨハン・ハルティン博士。

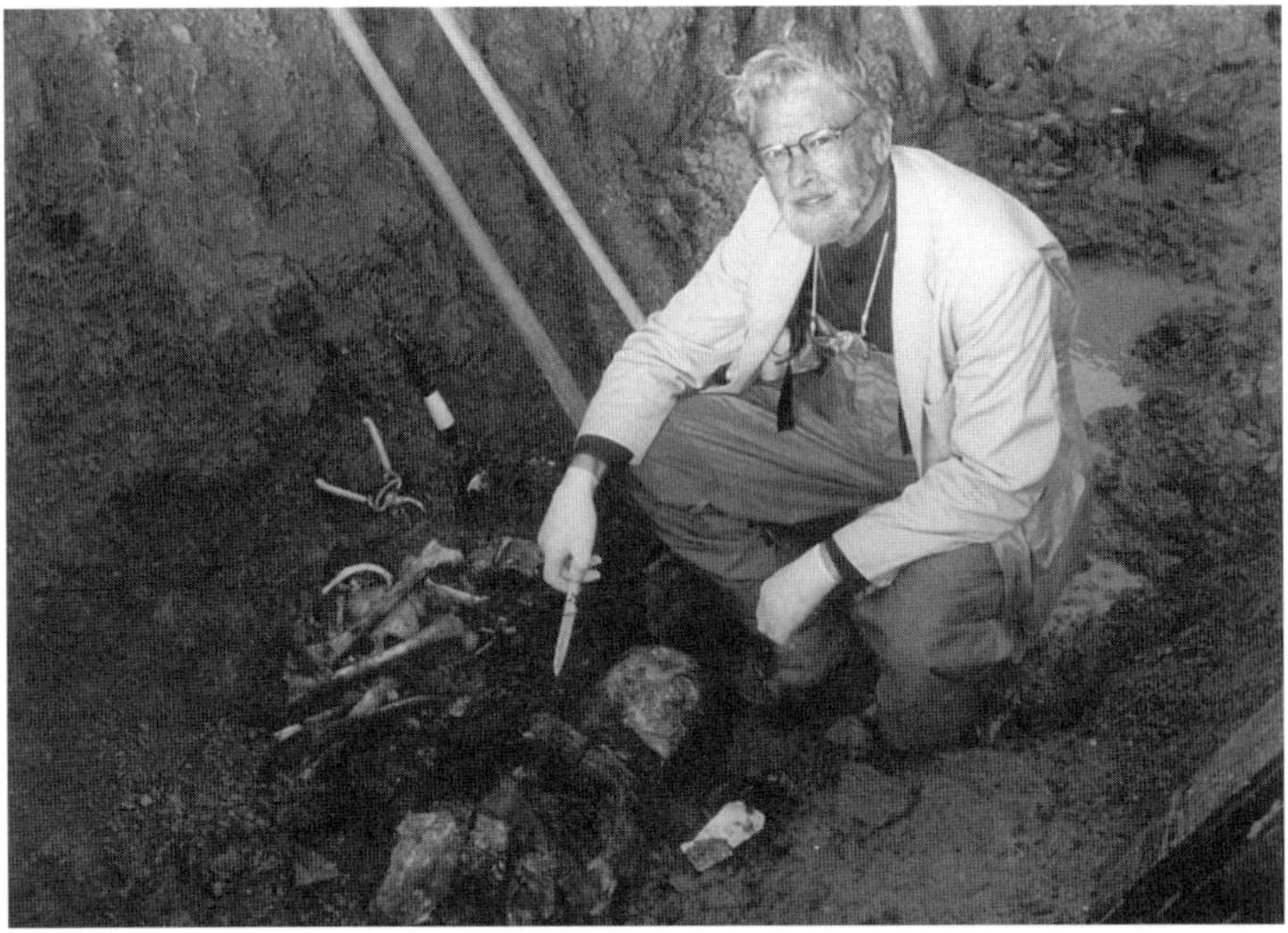

博士はまた、このパンデミックで亡《な》くなったもうひとりの兵士から採《さい》取《しゅ》された別の有望な組織《そしき》サンプルもみつけています。それは、ニューヨークに駐屯《ちゅうとん》していて、サウス・カロライナの症例《しょうれい》と同じころにインフルエンザで亡《な》くなった兵士から採取《さいしゅ》された肺《はい》の組織《そしき》でした。

これらのサンプルは、どんな秘密《ひみつ》をあきらかにしてくれたのでしょうか？　いまのところ、得られた情報《じょうほう》は完璧《かんぺき》なものではありません。

トーベンバーガー博士は言います。

「いまのところ、わたしたちは、こ

のウイルスの遺伝情報《いでんじょうほう》の、ほんの一〇パーセント程度《ていど》しか解読《かいどく》していません。遺伝子《いでんし》があまりにも古いために劣化《れっか》しており、断片的《だんぺんてき》な情報《じょうほう》しか読むことができないのです。わたしたちは、まるでジグソー・パズルを解《と》くときのように、それらの断片《だんぺん》をつなぎあわせることから始めなければなりません。」

すべてを解明《かいめい》するまでには、まだ何年もかかることでしょう（訳者注《やくしゃちゅう》12）。それまでの研究結果によると、このインフルエンザが鳥の世界で始まったのではないかということが示《しめ》されています。

しかし、トーベンバーガー博士は、こうも続けています。

「このウイルスは、あきらかにブタをへてヒトに入ってきたものです。これと同じような状況《じょうきょう》で興味《きょうみ》深いひとつの例が、あの一九七六年の豚《ぶた》インフルエンザのアウトブレークです。」

しかし、一九七六年のアウトブレークで亡《な》くなったのはわずかひとりで、ウイルスは、そのあと、すぐに消えてしまっています。あきらかに、ブタのインフルエンザが原《げん》因《いん》だったとしても、一九一八年のウイルスがあれほど悪性《あくせい》であったことのじゅうぶんな説明にはなっていません。

なぜ、一九一八年のインフルエンザは、ほかのどんなインフルエンザよりもはるかに致死的《ちしてき》だったのでしょうか？

トーベンバーガー博士は、もっと多くの一九一八年の犠牲者《ぎせいしゃ》のサンプルをみつけだし、さらにウイルスのＲＮＡ遺伝子《いでんし》を解析《かいせき》し続けて、一九七六年と一九一八年のウイルスの遺伝子情報《いでんしじょうほう》を比較《ひかく》していくことでしょう。

ウイルスのＲＮＡの塩基《えんき》配列の比較《ひかく》からなにかを発見し、それが二〇世紀の大きななぞのひとつである、スペイン・インフルエンザの解明《かいめい》に結びつくことを、博士は心待ちにしているのです。

訳者注《やくしゃちゅう》9…生物の遺伝情報《いでんじょうほう》はＤＮＡやＲＮＡといった核酸《かくさん》分子が担《にな》っていて、インフルエンザウイルスの場合はＲＮＡが担《にな》っています。〔54ページ参照〕

訳者注《やくしゃちゅう》10…通常《つうじょう》、顕微鏡《けんびきょう》で観察できるのは、ウイルスなどによって損傷《そんしょう》を受けた組織《そしき》や細胞《さいぼう》です。ウイルスそのものは見ることはできません。

訳者注《やくしゃちゅう》11…ある人が亡《な》くなったとき、その死因《しいん》をつきとめる目的で遺体《いたい》を解剖《かいぼう》することを剖検《ぼうけん》とよぶことがあります。

訳者注《やくしゃちゅう》12…その後、二〇〇五年一〇月、とうとう全遺伝子情報《ぜんいでんしじょうほう》の解読完了《かいどくかんりょう》が発表されました。

［エピローグ］

パンデミックをむかえうつ

現在《げんざい》の医療《いりょう》は、一九一八年当時とはまったくちがっています。インフルエンザに対しては、いまだに決定的な治療法《ちりょうほう》はないものの、さまざまなウイルスを攻撃《こうげき》する各種の薬が開発され、それらが多くの場面で役立つこともめずらしくありません。インフルエンザののちに起こることが多い細菌性肺炎《さいきんせいはいえん》は、非常《ひじょう》に多くの人を死に追いやってきましたが、その発生をふせぐための抗生物質《こうせいぶっしつ》という薬もあります。もちろん、ワクチンも開発されています。なかには、ふつうに流行しているあらゆるインフルエンザで子どもたちに免疫力《めんえきりょく》をつけさせることができる、鼻腔《びくう》スプレー式のものさえあります（訳者注《やくしゃちゅう》13）。

しかし、それでもまだ心配しなければならないことがたくさんあります。すべての国がアメリカや日本ほど恵《めぐ》まれているわけではありません。多くの貧《まず》しい国には適切《てきせつ》な保健制度《ほけんせいど》がなく、国民を守るためのさまざまな薬をつくったり、分配したりできる余裕《よゆう》がありません。

世界中のインフルエンザのアウトブレークに目を光らせているチームの責任者《せきにんしゃ》、CDC（アメリカ疾病対策《しっぺいたいさく》センター）のナンシー・コックス博士は、つぎのように話してくれました。

「今後、新たなパンデミックが起こった場合、たとえ、それが一九一八年のパンデミックほど悪性《あくせい》のものでなくても、じゅうぶんな注意が必要です。一九五七年のパンデミックのときでさえ、多くの死者がでて、社会の機能《きのう》は麻痺《まひ》し、学校や商店は閉鎖《へいさ》に追いこまれたのですから。」（訳者注《やくしゃちゅう》14）

インフルエンザのパンデミックが起こるためには、いくつかの条件《じょうけん》がそろっている必要があります。第一に、インフルエンザウイルスの遺伝子《いでんし》であるRNAが大きく変化すること。すなわちシフトが起き、その結果、変化したウイルスに対して、だれも免疫力《めんえきりょく》をもっていないといった状態《じょうたい》が生じることです。第二に、ウイルスが壊《こわ》れにくいうえに伝染性《でんせんせい》が強く、人から人へと簡単《かんたん》にうつらなければなりません。第三に、そのウイルスは上皮系細胞《じょうひけいさいぼう》でよくふえる必要があります。

もし、新しくでてきたインフルエンザウイルスがこれらの条件《じょうけん》を満たすものであれば、パンデミックが起こる可能性《かのうせい》があります。

コックス博士の仕事は、世界中のインフルエンザのアウトブレークを監視《かんし》するとともに、それぞれの年にどのようなワクチンを準備《じゅんび》したらよいかの助言をおこない、うたがわしいインフルエンザウイルスが新しくでてきていないか、つねに目を光らせ続けることです。

ＣＤＣは、ＷＨＯ（世界保健機構《ほけんきこう》）が世界規模《きぼ》ではりめぐらしているインフルエンザの監視《かんし》システムの一部をになっています。この監視《かんし》システムには、八〇か国以上にある一一〇の研究機関が参加しています。そこの科学者たちは、すべての新しいアウトブレークを調査《ちょうさ》し、もし新しく危険《きけん》なインフルエンザが出現《しゅつげん》すれば、すぐに警告《けいこく》を発することになっています。

また、新たなパンデミックが出現《しゅつげん》する可能性《かのうせい》がある場合には、そのウイルスに対するワクチンの開発のために、総力《そうりょく》をあげて行動することになっています。各国政府《せいふ》は、それぞれの国のワクチンメーカーにワクチンの製造《せいぞう》を依頼《いらい》し、ワクチンメーカーは、すぐにワクチンの製造《せいぞう》とその安全性《せい》の試験をおこない、出荷準備《じゅんび》をととのえます。

たとえば、二億五〇〇〇万人以上の人口をもつアメリカの場合は、いったいどんなことが起こるでしょうか?

コックス博士は、こう教えてくれました。

「国民全体がワクチンを打ち終えるまでには、六か月から八か月は必要でしょう。たぶん最初に出荷される三〇〇〇万から四〇〇〇万人ぶんのワクチンは、四か月で準備《じゅんび》できますが、まず、優先的《ゆうせんてき》に打つべき人に使われる必要があります。消防士《しょうぼうし》や警察官《けいさつかん》、そして特に医療《いりょう》関係者など、社会の機能《きのう》を維持《いじ》するのに必要な人たちです。そういった人たちには健康でがんばってもらわなくてはなりません。彼《かれ》らがインフルエンザで倒《たお》れてしまったら、病人の保護《ほご》ができなくなってしまいます。一九一八年のパンデミックのときには、それがたいへん大きな問題だったのです。」

このグループへの接種《せっしゅ》が終わったら、つぎはハイリスクグループです。ハイリスクグループとは、インフルエンザにかかった場合に、特に命がおびやかされる可能性《かのうせい》のある人たちのことをいいます。たとえば、心臓《しんぞう》の病気をわずらっている人や、呼吸《こきゅう》器系《きけい》の臓器《ぞうき》に問題のある人、糖尿病《とうにょうびょう》にかかっている人や高齢《こうれい》の人です。また、そのほかにも、新しく出現《しゅつげん》したインフルエンザウイルスが、特定

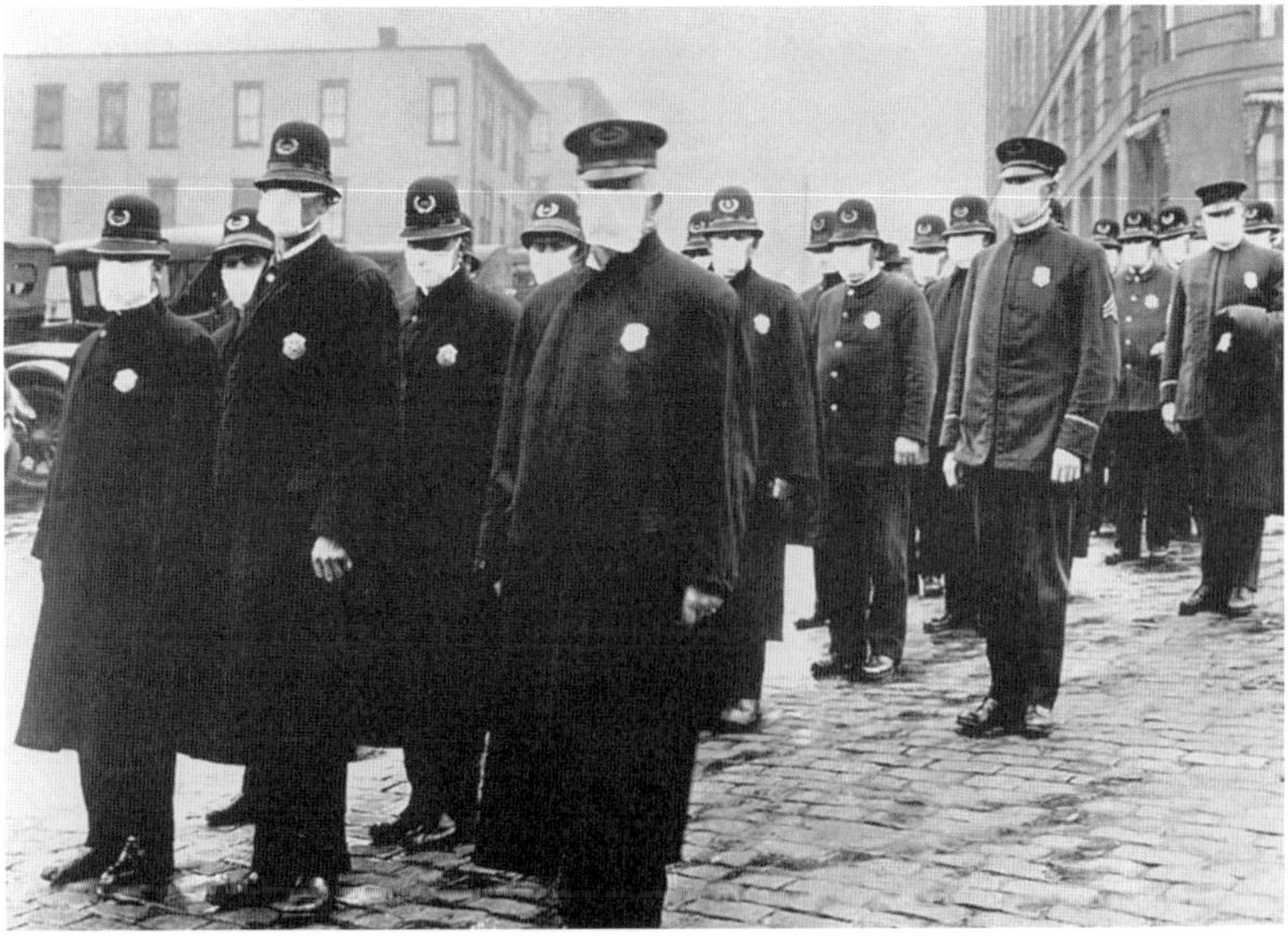

警察署《けいさつしょ》と消防署《しょうぼうしょ》は、1918年のインフルエンザの流行でひどい打撃《だげき》を受けました。シアトル、ワシントンでは、自分のからだを安全に守ってくれると信じて、警察官《けいさつかん》や消防士《しょうぼうし》たちはマスクをかけていました。

の人にかかりやすい傾向《けいこう》をみせた場合には、そういった人たちもふくめます。

トーベンバーガー博士は、つぎのように語っています。

「わたしたちは、一九一八年当時とくらべれば、まちがいなくずっと良い状態《じょうたい》にあります。それでもなお、パンデミックへの対応《たいおう》は非常《ひじょう》にむずかしいといえるでしょう。アメリカでは、ワクチンメーカーと政府《せいふ》が力をあわせれば、ほとんどの国民にワクチンを接種《せっしゅ》することができ、パンデミックとの戦いに、かなりの成果をあげることができるかもしれません。しかし、一方で世界全体を見わたせば、このようなことが可能《かのう》な国は非常《ひじょう》に限《かぎ》られているのです。」

もし、パンデミックが始まれば、貧《まず》しい国の人たちは、重大な危機《きき》に直面するのでしょうか?

この問いかけに博士は、つぎのようにこたえています。

「その通りです。多くの途上国《とじょうこく》には、危機《きき》をさける手段《しゅだん》や資源《しげん》はありません。ヨーロッパやアメリカ、オーストラリアやカナダや日本といったごくわずかな国にはあります

が、そのほかの多くの国にはありません。もし、ほんとうに危険《きけん》なウイルスが出現《しゅつげん》すれば、信じられないくらい多くの人たちが、死の危険《きけん》にさらされることになるのです。」

訳者注《やくしゃちゅう》13…アメリカではインフルエンザウイルスを不活化することなく、その病原性《せい》を弱めたウイルスを生ワクチンとして鼻腔《びくう》に噴霧《ふんむ》するスプレータイプのワクチンが開発され、政府《せいふ》によって小児《しょうに》への使用が認《みと》められています。これは、以前のワクチンにくらべて広い範囲《はんい》のインフルエンザに対し効果《こうか》があるといわれており、ここではそのことをいっています。

訳者注《やくしゃちゅう》14…一九五七年、中国南部で始まったパンデミック、いわゆるアジア・インフルエンザによるパンデミックのことをさしています。このときも、それまで流行していたウイルスからシフトを起こして大きく変化したインフルエンザウイルスが現《あらわ》れ、それが世界的大流行をひき起こしました。推定《すいてい》死亡者数《しぼうしゃすう》はアメリカだけで八万人、全世界で一〇〇万人以上であったといわれています。

訳者あとがきと解説

インフルエンザという病気をどう考えるか

みなさんは、この作品を読んで、どのような感想をもたれたでしょうか。

みなさんの多くは、たぶん一度くらいはインフルエンザにかかったことがあるでしょう。急に発熱が始まり、つらくてたいへんですが、安静にしていれば何日かでスウーッと治《なお》ることが多く、もしかしたら、印象としては「カゼのちょっと重いやつ」くらいでしょうか。しかし、ほんとうは、そうではありません。もともと重い病気をもった人やお年寄《としよ》りにとっては危険《きけん》な病気です。肺炎《はいえん》を起こしたり、インフルエンザがきっかけでほかの病気が悪化したり、場合によっては命にかかわることもあります。流行するたびに、みなさんの気づかないところで、全国で何千人もの人たちが亡《な》くなっているのです。

（ある感染症《かんせんしょう》の総死亡者数《そうしぼうしゃすう》）＝（総患者数《そうかんじゃすう》）×（患者《かんじゃ》さんのあいだの死亡率《しぼうりつ》）

これは感染症《かんせんしょう》を考えるうえで、わかりやすい公式です。インフルエンザという病気の大きな特徴《とくちょう》は、患者《かんじゃ》さんのあいだの死亡率《しぼうりつ》はほかの感染症《かんせんしょう》にくらべればずっと低いのですが、それ以上に患者《かんじゃ》となる人の数がほかの病気にくらべてはるかに多いことです。この公式にあてはめてみれば、全体でみたときに死亡者《しぼうしゃ》の数が非常《ひじょう》に大きいものになることがわかります。

ふつうのインフルエンザでさえそうなのですから、患者《かんじゃ》の総数《そうすう》がいつもの何倍にもはねあがるパンデミックのときには、犠牲者《ぎせいしゃ》の数もそれに比例《ひれい》して増加《ぞうか》します。さらに、この作品でとりあげているように、一九一八年のインフルエンザは悪性《あくせい》で、患者《かんじゃ》さんのあいだの死亡《しぼう》率《りつ》もきわめて高く、世界中で何千万人という人が命を落とすことになったのです。その犠牲《ぎせい》者《しゃ》の多くは、みなさんたちの年代もふくめた若《わか》くて健康な人たちでした。

この作品にでてくるパンデミックの舞台《ぶたい》は、いまから九〇年ほど前の、それもアメリカの話が中心となっているため、みなさんは、このときのパンデミックがよその国での、それもずいぶん昔のできごとのように思われるかもしれません。しかし、それもちがいます。このときのパンデミックでは、日本でも公式に記録されているだけで国民の半数以上がかかり、二年間で三八万五〇〇〇人もが、しかもこの作品とおなじく元気な若者《わかもの》が多く亡《な》くなっているのです。そして、パンデミックはこれからも、少なくとも、たぶんみなさんが生きているうちにも、起こりうることなのです。パンデミックは、けっして他人ごとではないのです。

新型インフルエンザとパンデミック

それでは、インフルエンザのパンデミックというのは、この一九一八年だけの特別なでき

世《ぜ》界《かい》風《か》邪《ぜ》で恐《おそろ》しい死《し》亡《ぼう》者《しゃ》

維新此の方初めてにて
安政虎疫以來の大慘状

昨秋來の患者八十一万人

警視廳 國澤醫務課長談

流行性感冒は昨年十一月前に惡性的に第一回の大流行を極めたが本年になつて第二回の惡性感冒が流行して居る近頃では市内だけでも一日に二百四五十人宛の死亡者を出して居る之れを昨年第一回の時に比較すると死亡者は約二倍の増加である是を示すると

	昨年十一月	本年一月
廿五日	一七五人	二二五人
廿六日	一四一	三五三
廿七日	一四二	二五八
廿八日	一五八	三一五
廿九日	一六四	三三一
卅日	一七一	三一一
卅一日	一三七	二九九
計	一〇八八	二〇九一

◇近くも死亡者

斯く一日に三百人◇を出した事は維新以來初めての事で昔て徳川時代の安政年間に於て虎列刺大流行の爲あつた事がある度其の位の死亡者を出したことがある また昨年十月二十日以降本年一月末日迄同病に罹り人員を調査すれば市内のみにて約八十一万人、之を一日平均にすれば七千七百八十八人で同期間の死亡者五千七十九人に達し患者百五十八人に對し一人の死亡者を出せるの割合で

◇西多摩郡五日

◇市町の如きは醫師の缺乏を告げ拱手死を待つ有様である今回の罹病者は一歳から五歳迄最も多く其の次は二十歳から三十歳までゝあつて大抵五日から一週間位で死亡する警視廳では昨年十月告諭を出して豫防の注意をしたが今回も亦別記の如く告諭を出した次第である

▲電車にも
風邪の警告

小學生徒の世界風邪
各學校とも半數以上の患者
又復休校始まる

▽今少し暖

▲專賣局も
局の缺勤者

今日陸揚げ
飛行機十五臺も一緒に積み來る

世界風邪退治の實驗を
中野博士發表す
二例ともに肺炎を救治し
副作用も極めて輕微なり

◇三井病院の

◇親友が流行性感冒で死去

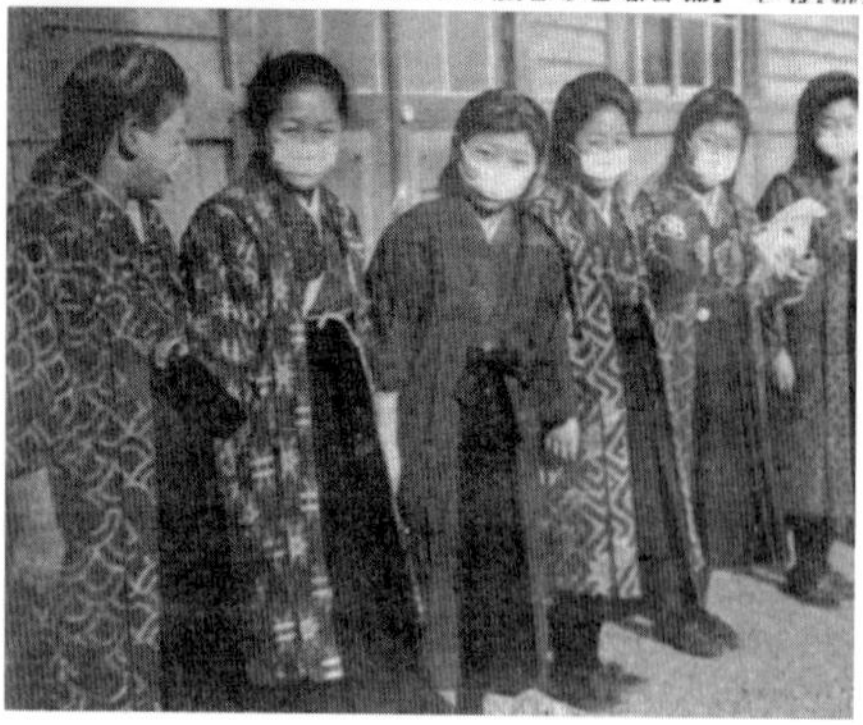

当時の新聞報道《ほうどう》（毎日新聞　大正8年2月2日）。東京市（現在《げんざい》の東京都）で81万人の患者《かんじゃ》がでているという記事。当時、女学生は、感染《かんせん》予《よ》防《ぼう》のためにマスクをかけていました。

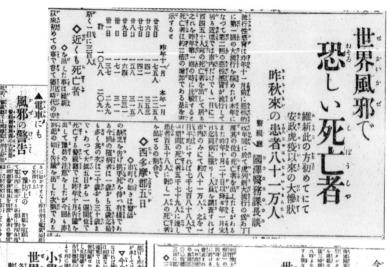

ごとだったのでしょうか。歴史的にみればインフルエンザのパンデミックは、これまで一〇〇年間に三回くらいの頻度《ひんど》で起きています〔表1〕。そのすべてが一九一八年ほどのすさまじい被害《ひがい》をもたらしていたわけではありませんが、どのパンデミックでも、いつもの流行とくらべて、非常《ひじょう》に多くの患者《かんじゃ》がでたために、あの公式どおり、はるかに多くの犠牲者《ぎせいしゃ》がでています。

ここでちょっと、インフルエンザウイルスの勉強をしましょう。

インフルエンザとは病気につけられる名前で、それをひき起こす病原体がインフルエンザウイルスです。インフルエンザウイルスには、A型、B型、C型の三

〔表1〕インフルエンザの世界的大流行の歴史

大流行の期間	パンデミックの一般名《いっぱんめい》	流行ウイルスの亜型《あがた》
1889～1890	旧《きゅう》アジア・インフルエンザ	H2N2亜型《あがた》
1898～1901	とくになし (パンデミックかどうかについては見方がわかれる)	H3N8亜型《あがた》
1918～1920	スペイン・インフルエンザ	H1N1亜型《あがた》
1957～1958	アジア・インフルエンザ	H2N2亜型《あがた》
1968～1969※	香港《ホンコン》インフルエンザ	H3N2亜型《あがた》
1977～1978※	ソ連(ロシア)インフルエンザ (真のパンデミックではないとする見方が多い)	H1N1亜型《あがた》

さかのぼって調べると、1830～1833年、1781～1782年、1732～1733年にもパンデミックがあったことが知られている。

※流行は現在《げんざい》まで続いている。

つの型があります。これはウイルスの遺伝子《いでんし》に付着しているタンパク質《しつ》の性質《せいしつ》のちがいから分けられます。これらのなかでパンデミックの話題の対象となるのはA型です。

A型ウイルスは、ウイルスの表面にあるHAとNAという二種類のタンパク質《しつ》でできているトゲ（図51ページ）の性質《せいしつ》によって、さらに亜型《あがた》に分けられます。現在《げんざい》、HAに関してはH1からH15までの一五種類、NAではN1からN9までの九種類の亜型《あがた》が知られており、亜型《あがた》はその組みあわせで表現《ひょうげん》されます。現在《げんざい》、人の世界で流行している亜型《あがた》はH3N2、H1N1（場合によってはH1N2）だけです。

このHAとNAというトゲ状《じょう》のタンパク質《しつ》は、ウイルスが細胞《さいぼう》に感染《かんせん》するうえで、重要なはたらきを担《にな》っていますが（たとえば、ウイルスはHAで細胞《さいぼう》にとりつき、とりついたあとにも細胞《さいぼう》のなかに進入していくためにはたらきます）、同時にわたしたちのからだがもっている抗体《こうたい》の主要な攻撃《こうげき》目標でもあるのです。抗体《こうたい》がこれらにとりつくことで、ウイルスはわたしたちのからだに感染《かんせん》できなくなるのです。

わたしたちのからだがもっている抗体《こうたい》は、現在《げんざい》、人の世界で流行していて、わたしたちがかかったり、あるいは、すでにワクチンのあるH3N2、H1N1亜型《あがた》ウイルスに対するものだけです。ただし、例外として、一九五七年に出現《しゅつげん》して一九六八年に消えたアジア・インフルエンザにかかったことのある人たちは、H2N2亜型《あがた》のウイルスに対する抗体《こうたい》をもっています。そのためこれらにかかったとしても、そう重くならずにすむことがほとんどですし、また、これらがパンデミックとされるほどの大流行を起こしたりすることはありません。しかし、ある亜型《あがた》に対する抗体《こうたい》は、別の亜型《あがた》のウイルスに対しては、まったくはたらきません。

これら以外の亜型《あがた》が人間社会に登場し、いったん流行が始まるとします。すると、わたしたちは、それに対して有効《ゆうこう》な抗体《こうたい》をもたず、そのため、ほとんどの人たちが無防備《むぼうび》な状態《じょうたい》で感染《かんせん》し、大流行、ひいてはパンデミックが起きる可能性《かのうせい》が高まります。これまでのパンデミックでも、きっかけは、それまでヒトが経験《けいけん》していなかった亜型《あがた》のウイルスがヒト社会に登場し、どこかで流行が始まったためだったと考えられています。ところで、みなさんは、「新型インフルエンザ」ということばに出会ったことはありませんか? 実は、これが新亜型《しんあがた》に相当するのです。新型といってもA型、B型、C型に続くD型やE型の登場ではなく、正確《せいかく》には「新亜型《しんあがた》」の登場となるのです。

世界のいまと今後のインフルエンザ・パンデミックが起きる可能性《かのうせい》

A型インフルエンザウイルスには多くの種類の亜型《あがた》があり、現在《げんざい》、ヒトの社会で流行している亜型《あがた》は限《かぎ》られているといいましたが、それでは残りの亜型《あがた》はどこにあるのでしょうか。実は、インフルエンザウイルスは、起源《きげん》をたどっていくと、もともとはトリの世界のウイルスだったと考えられています。それが長い年月をへて、ヒトの社会に入ってヒトのインフルエンザとなったり、ブタの世界に入って豚《ぶた》インフルエンザとなったり、ウマの世界に入って馬インフルエンザになったりしているのです。それでも、トリ以外の動物では、みつかるインフルエンザウイルスの亜型《あがた》は、ヒトと同じように、ある時期でみれば、ごく限《かぎ》られた種類だけです。結局、すべての亜型《あがた》は、野生のトリの世界でまわっていて、そこで保存《ほぞん》されています。そして、ときにトリの世界のウイルス（以降《いこう》、鳥インフルエンザウイルスとよびます）が、種の壁《かべ》をこえてさまざまな動物の世界に入り、大流行が起き、大きな被害《ひがい》がもたらされています〔表2〕。ヒトのパンデミックも、さまざまなバリエーションはあるものの、基本的《きほんてき》にはこれと同じようなものと考えていいでしょう。

つぎに、たぶんみなさんがいま、いちばん気になっているであろう、鳥インフルエンザのお話をします。このところ日本をふくめ、世界中でH5N1亜型《あがた》の鳥インフルエンザがニワトリの世界で流行し、養鶏《ようけい》業界に大きな被害《ひがい》をあたえていることがニュースとなっており、ベトナム、タイ、カンボジア、インドネシアといった国ではこれにかかって命を落とす人たちもでています。それでも、いまのところ患者《かんじゃ》の出方はまだそれぞれバラバラで、ヒトの社会でこの鳥インフルエンザはまだ流行し始めていません。鳥インフルエンザが種の壁《かべ》をこえてひろまるのは、そう簡単《かんたん》なことではないようです。その意味で、いちばんこわいのは、これらの鳥インフルエンザウイルスが変異《へんい》したり、ヒトのインフルエンザウイルスの一部を獲《かく》得《とく》して、ヒトで簡単《かんたん》にふえるウイルスに変化することです。もし、あちこちで起きている感染《かんせん》のどこかでそのようなことが起これば、たちまち流行が起き、一九一八年当時とくらべて、地球規模《きぼ》で人びとの交流のスピードと量が飛躍的《ひやくてき》に伸《の》びている今日《こんにち》、それが世界的なパンデミックになる可《か》能性《のうせい》はきわめて高くなります。

つぎのパンデミックが一九一八年のときのように病原性《せい》の強いものになるのかどうかはわかりませんが、そうなると、これまでとはケタちがいの数の犠牲者《ぎせいしゃ》がでる可能性《かのうせい》があります。

わたしたちは、これから起きるパンデミックの前に安全でいられるのでしょうか

「あれはずっとむかしの話で、いまはいろんな薬もあり、医療《いりょう》もはるかに進んでいるので、そう心配しなくとも」という人もいるかもしれません。しかし、そうではありません。現代《げんだい》の医療《いりょう》は、ひとりの人を徹底的《てっていてき》に治療《ちりょう》することで

〔表2〕家畜《かちく》・野生動物における致死的《ちしてき》な鳥インフルエンザの流行

時期	動物種	地域《ちいき》	亜型《あがた》	被害《ひがい》
1979年	アザラシ	米国北東部海岸	H7N7	500頭死亡《しぼう》（地域《ちいき》のアザラシ集団の20%）
1982年	アザラシ	米国北東部海岸	H4N5	60頭死亡《しぼう》
1984年	ミンク	南スウェーデン	H10N4	10万頭罹患《りかん》、3000頭死亡《しぼう》
1989年	ウマ	中国北部	H3N8	致死率《ちしりつ》20%

は一九一八年当時とくらべ、すばらしく進歩しましたが、きわめておおぜいの人びとを同時に治療《ちりょう》するということは、むしろ苦手《にがて》なのです。さまざまな薬や治療《ちりょう》器具はあっても、パンデミックが始まり、一度にたくさんの患者《かんじゃ》がでれば、不足するのはあきらかです。この本の中でコックス博士やトーベンバーガー博士らも話していたように、地球規模《きぼ》では、こうした医療資源《いりょうしげん》のかたよりの問題もあります。それに、わたしたちの「安心」のよりどころとなるはずの薬やワクチンも、残念ながら現在《げんざい》も完璧《かんぺき》なものができているわけではありません。こういった多くの問題が、わたしたちの前にはあるのです。

パンデミックは、いわば大地震《だいじしん》とおなじ大災害《だいさいがい》です。それも世界的規模《きぼ》の大災害《だいさいがい》です。災《さい》害《がい》への準備《じゅんび》は起こってからでは間にあいません。準備《じゅんび》をするなら、まだやってきていないいまなのです。現在《げんざい》、WHO（世界保健機構《ほけんきこう》）をはじめ、公衆衛生《こうしゅうえいせい》というみなさんの健康にかかわる分野で働く人びとが、また世界中の科学者が、手をたずさえてパンデミックに対する準備《じゅんび》や、その兆候をできるだけ早くみつけて対策《たいさく》に生かそうと、努力しています。

さいごに

この作品は、一九一八年のインフルエンザのパンデミックについて、そして、人類のためにそのなぞにいどんできた科学者たちの活躍《かつやく》と、彼《かれ》らの努力がいまも続けられていることをみなさんに紹介《しょうかい》するものでした。

残念ながら、なぞ解《と》きはまだ終わってはいません。科学、医学の分野でやるべきことは、まだ山のように残されています。つぎのパンデミックに備《そな》えるさまざまな準備《じゅんび》やこころみも、始まったばかりです。パンデミックはいつ起こるかわかりませんが、かならずやってきます。また、一度やってくればおしまいというものでもありません。準備《じゅんび》は世代をこえてなされる必要があり、みなさんの世代にも、それにかかわってくれる人が必要なのです。
　わたしは、この本を読んでくれたみなさんのなかから、将来《しょうらい》、このようなパンデミックとの戦いに加わってくれる人が一人でも多くでてくれ

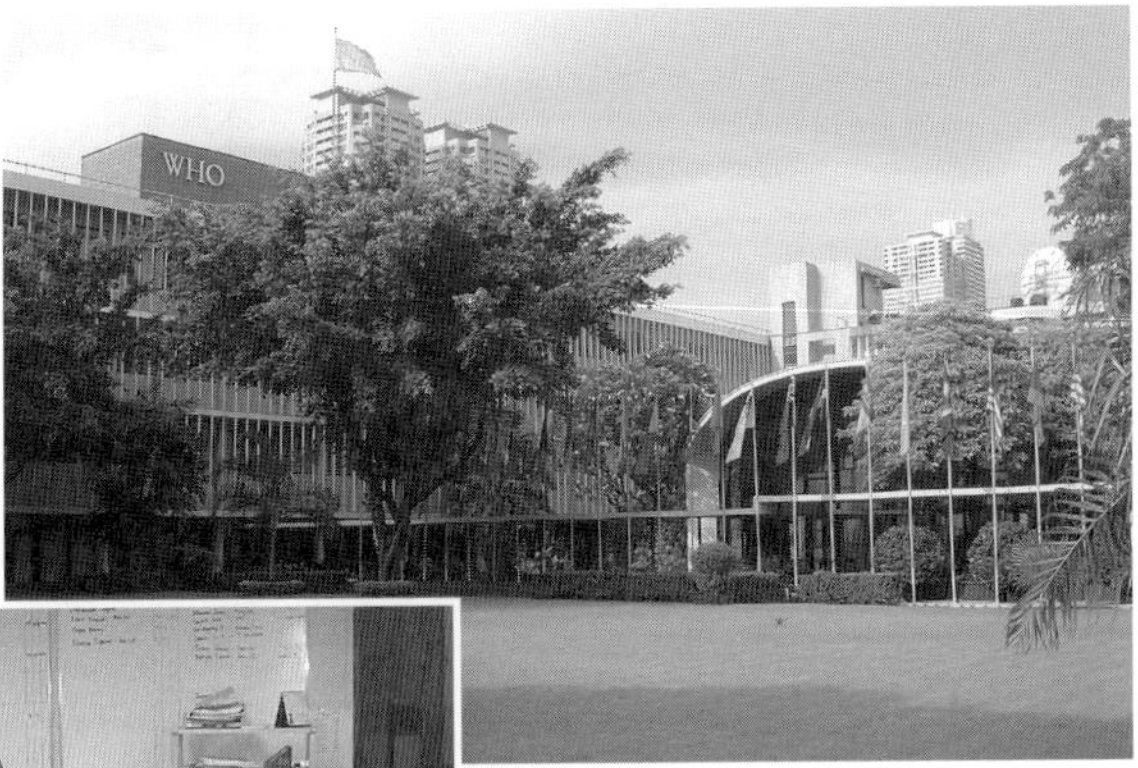

医療《いりょう》にかかわる世界の組織《そしき》。フィリピンのマニラにあるWHO西太平洋事務局《じむきょく》（WPRO）。

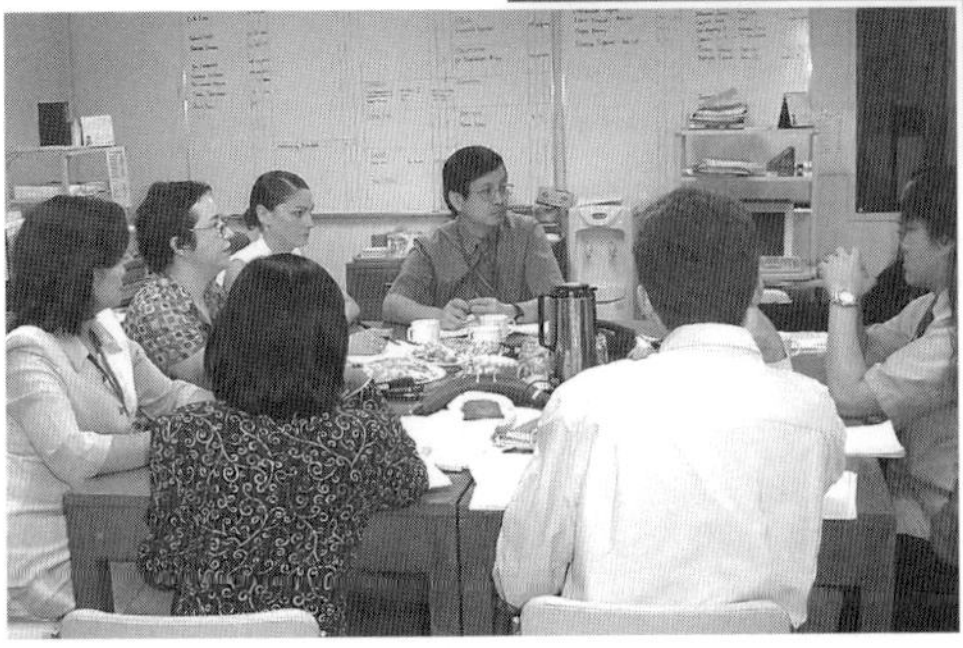

会議をするWPROの感《かん》染症対策《せんしょうたいさく》チーム。

写真提供：西村秀一

ればと願って訳《やく》しました。科学の分野でなぞを解《と》きあかそうとする人、有効《ゆうこう》なワクチンや薬を開発してくれる人、それらを世界の人びとに公平にいきわたらせるための仕事につく人、社会的に弱い立場にある人たちのために働く人、行政《ぎょうせい》でそれらの仕事をまとめあげる仕事をする人など、この戦いには、いろいろな形があり、それぞれ得意な分野をもった人たちが必要です。しかし、「この戦いに加わる」という意味は、かならずしもみんなが「この戦いのためだけ」の仕事をするという意味ではありません。むしろ、専門《せんもん》にやる人は、ごく限《かぎ》られるでしょう。いろいろな能力《のうりょく》をもった人たちそれぞれが、いつもの仕事の領域《りょういき》でその能力《のうりょく》を発揮《はっき》していくなかで、結果的にこの戦いに参加する場合がほとんどでしょう。そういった多くの人の力があわさることが大事なのです。

どうか「なぜ？　どうして？」という疑問《ぎもん》を解決《かいけつ》しようとする気もち、「みんなのためにがんばろう」といった気もちをもち続け、これからの勉強にはげんでください。どの分野に進もうと、そういった気もちでつちかわれたみなさんの力は、かならず人びとのために役立つはずです。

二〇〇五年一〇月一日　　訳者《やくしゃ》　記《しる》す

復刊《ふっかん》に寄《よ》せて　いまこの本を読む意義《いぎ》

この本が最初に出版《しゅっぱん》されて四年目の二〇〇九年、とうとう新たなインフルエンザ—それはブタのインフルエンザウイルスに由来《ゆらい》するものでした—が出現《しゅつげん》し、パンデミックが起きました。世界中で犠牲者《ぎせいしゃ》が数多く出たものの、さいわい、被害《ひがい》の程度《ていど》は一九一八年ほどでなくすみました。そして、それから十年がすぎ、みなさんがこの本を手にしているいま、今度はインフルエンザではなく、新たなコロナウイルス感染症《かんせんしょう》（英語名を略《りゃく》してCOVID《コビッド》-19とよばれます）のパンデミックが世界中を混乱《こんらん》におとしいれています。

みなさんは、この本に書かれた百年前のパンデミックは、今度のものとはまったくちがうと思うかもしれません。しかし、これら二つには非常《ひじょう》に共通するものがあるのです。だから、百年前のインフルエンザのパンデミックを学ぶことは、いまを考えるうえでたいへん役立つのです。ぜひこの本の一九一八年のインフルエンザということばを二〇二〇年のコロナと置きかえて読んでみてください。一度読んでしまったという人も、その気持ちでもう一度読んでみてください。50ページに書いてあるウイルスの性質《せいしつ》に関する話や、74ページにあるワクチンの話や、115ページの「エピローグ」にある世界の感染症対策《かんせんしょうたいさく》の話は、インフルエンザもコロナも基本《きほん》は同じです。

この本の後半は、パンデミックをきっかけとしたインフルエンザの研究がどのように進んできたかが書かれています。研究者の熱い冒険《ぼうけん》の話もあります。昨年の十一月に出現《しゅつげん》したばかりのCOVID《コビッド》-19では、まだそうした心おどるような話はありませんが、それでも、いま世界中の研究者たちがものすごい勢《いきお》いで研究を進めています。その概要《がいよう》を知るのはもうちょっとのちのことになりそうです。いずれまたそうしたことを知る機会もあるでしょう。

さて、最後にみなさんにお願いがあります

それは、「いまおとなたちがやっていること、自分たちがやっていること、そして社会で起きていることをよく見ておぼえておいてください」ということです。中には首をかしげるようなこともあるでしょう。ただ、みなさんには、それが正しいか正しくないかをいま判断《はんだん》するのはむずかしいことでしょう。

でも、本当のところをいえば、いまは正解《せいかい》を知っている人はだれもいません。こたえはみなさんがおとなになったころには出ているか、あるいは、みなさんがこたえを出す係かもしれません。

どんなことが起きたか、それはどういうことをやったからか、それは正しいことだったのかあやまりだったのか……それはのちの世代による「検証《けんしょう》」です。**みなさん、あるいはみなさんの子の時代にまた新たな感染症《かんせんしょう》が出現《しゅつげん》して人びとをなやませるかもしれません。**そのときにその「検証《けんしょう》」が役立ちます。そして、それを歴史的《れきしてき》な遺産《いさん》として伝えていってください。

いま、みなさんが百年前のできごとを見るような目で、百年後の人たちがいまを見てどう思うでしょうか。みなさんは百年後の人たちにいまを伝え参考にしてもらう立場にあることを、ぜひわすれないでいてください。

二〇二〇年六月三十日　訳者《やくしゃ》　記《しる》す

【著】デイビッド・ゲッツ（David Getz）

アメリカ・ニューヨークの小学校教師を経て作家となる。おもに子ども向けの科学ノンフィクション作品で活躍。日本で刊行されている作品に『アイスマン～5000年前からきた男～』（金の星社）がある。

【訳】西村　秀一（にしむら　ひでかず）

1955年山形県生まれ。山形大学医学部卒業。医学博士。アメリカCDC客員研究員、国立感染症研究所主任研究官を経て、現在、国立病院機構仙台医療センター臨床研究部ウイルスセンター長。訳書に『史上最悪のインフルエンザ～忘れられたパンデミック～』（みすず書房）がある。

【画】ピーター・マッカーティー（Peter McCarty）

アメリカ・ニューヨーク在住。スクール・オブ・ビジュアル・アーツ卒業。『アイスマン』の挿絵でデビュー後、ノンフィクション作品のほか、絵本画家としても活躍中。日本で刊行されている絵本に『ホンドとファビアン』（岩崎書店）、『庭のマロニエ―アンネ・フランクを見つめた木』（評論社）がある。

編集・DTP●ONE STEP

感《かん》染《せん》爆《ばく》発《はつ》　見えざる敵《てき》＝ウイルスに挑《いど》む

初版発行／2005年12月　第4刷発行／2009年6月
改訂初版発行／2020年7月

著／デイビッド・ゲッツ
訳／西村秀一
画／ピーター・マッカーティー

発行所／株式会社金の星社
〒111-0056　東京都台東区小島1-4-3
電話（03）3861-1861（代表）
FAX（03）3861-1507
振替　00100-0-64678
ホームページ　http://www.kinnohoshi.co.jp
印　刷／株式会社平河工業社
製　本／東京美術紙工
NDC493　134p.　22cm　ISBN978-4-323-07471-9

Published by KIN-NO-HOSHI SHA, Tokyo, Japan.

乱丁落丁本は、ご面倒ですが、小社販売部宛ご送付下さい。
送料小社負担にてお取替えいたします。